全国医药中等职业教育药学类"十四五"规划教材(第三轮)

供医药卫生类专业使用

医药商务礼仪与沟通

主　编　李　刚　鲍　娜

副主编　吴　晶

编　者　(以姓氏笔画为序)

王　婧(湖南食品药品职业学院)

齐先华(益丰大药房连锁股份有限公司)

杨婷婷(江西省医药学校)

李　刚(亳州中药科技学校)

李仲光(佛山市南海区卫生职业技术学校)

李晴晴(亳州中药科技学校)

李颖钰(长沙卫生职业学院)

吴　晶(湖南网络工程职业学院)

张　莉(辽宁医药化工职业技术学院)

鲍　娜(上海市第二轻工业学校)

中国健康传媒集团

中国医药科技出版社

内容提要

本教材是"全国医药中等职业教育药学类'十四五'规划教材（第三轮）"之一，系根据《医药商务礼仪与沟通》教学大纲的基本要求编写而成。以能力本位为目标、就业为导向、学生为主题、理论与实践相结合的指导思想对教材进行系统化设计。全书共设置六个项目，包括：认知商务礼仪与沟通、商务形象设计、人际交往与沟通礼仪、职场沟通与礼仪、商务酬宾礼仪、医药营销礼仪与沟通技巧。

本教材为书网融合教材，即纸质教材有机融合电子教材、教学配套资源（PPT、微课、视频、图片等）、题库系统、数字化教学服务（在线教学、在线作业、在线考试），使教学资源更加多样化、立体化。

本教材可供全国医药中等职业教育医药卫生类专业教学使用，也可供医药卫生行业从业人员商务礼仪与沟通培训使用。

图书在版编目（CIP）数据

医药商务礼仪与沟通/李刚，鲍娜主编 . —北京：中国医药科技出版社，2020.12
全国医药中等职业教育药学类"十四五"规划教材 . 第三轮
ISBN 978 - 7 - 5214 - 2157 - 6

Ⅰ. ①医…　Ⅱ. ①李…　②鲍…　Ⅲ. ①商务 - 礼仪 - 中等专业学校 - 教材　②商业管理 - 公共关系学 - 中等专业学校 - 教材　Ⅳ. ①F718

中国版本图书馆 CIP 数据核字（2020）第 236666 号

美术编辑　陈君杞
版式设计　友全图文

出版　**中国健康传媒集团**｜中国医药科技出版社
地址　北京市海淀区文慧园北路甲 22 号
邮编　100082
电话　发行：010 - 62227427　邮购：010 - 62236938
网址　www. cmstp. com
规格　787mm × 1092mm $^1/_{16}$
印张　10 $^1/_2$
字数　217 千字
版次　2020 年 12 月第 1 版
印次　2024 年 7 月第 5 次印刷
印刷　大厂回族自治县彩虹印刷有限公司
经销　全国各地新华书店
书号　ISBN 978 - 7 - 5214 - 2157 - 6
定价　**39.00 元**

获取新书信息、投稿、为图书纠错，请扫码联系我们。

2011 年，中国医药科技出版社根据教育部《中等职业教育改革创新行动计划（2010—2012 年)》精神，组织编写出版了"全国医药中等职业教育药学类专业规划教材"；2016 年，根据教育部 2014 年颁发的《中等职业学校专业教学标准（试行)》等文件精神，修订出版了第二轮规划教材"全国医药中等职业教育药学类'十三五'规划教材"，受到广大医药卫生类中等职业院校师生的欢迎。为了进一步提升教材质量，紧跟职教改革形势，根据教育部颁发的《国家职业教育改革实施方案》（国发〔2019〕4 号)、《中等职业学校专业教学标准（试行)》（教职成厅函〔2014〕48 号）精神，中国医药科技出版社有限公司经过广泛征求各有关院校及专家的意见，于 2020 年 3 月正式启动了第三轮教材的编写工作。

党的二十大报告指出，要办好人民满意的教育，全面贯彻党的教育方针，落实立德树人根本任务，培养德智体美劳全面发展的社会主义建设者和接班人。教材是教学的载体，高质量教材在传播知识和技能的同时，对于践行社会主义核心价值观，深化爱国主义、集体主义、社会主义教育，着力培养担当民族复兴大任的时代新人发挥巨大作用。在教育部、国家药品监督管理局的领导和指导下，在本套教材建设指导委员会专家的指导和顶层设计下，中国医药科技出版社有限公司组织全国60 余所院校 300 余名教学经验丰富的专家、教师精心编撰了"全国医药中等职业教育药学类'十四五'规划教材（第三轮)"，该套教材付梓出版。

本套教材共计 42 种，全部配套"医药大学堂"在线学习平台。主要供全国医药卫生中等职业院校药学类专业教学使用，也可供医药卫生行业从业人员继续教育和培训使用。

本套教材定位清晰，特点鲜明，主要体现如下几个方面。

1. 立足教改，适应发展

为了适应职业教育教学改革需要，教材注重以真实生产项目、典型工作任务为载体组织教学单元。遵循职业教育规律和技术技能型人才成长规律，体现中职药学人才培养的特点，着力提高药学类专业学生的实践操作能力。以学生的全面素质培养和产业对人才的要求为教学目标，按职业教育"需求驱动"型课程建构的过程，进行任务分析。坚持理论知识"必需、够用"为度。强调教材的针对性、实用性、条理性和先进性，既注重对学生基本技能的培养，又适当拓展知识面，实现职业教育与终身学习的对接，为学生后续发展奠定必要的基础。

2. 强化技能，对接岗位

教材要体现中等职业教育的属性，使学生掌握一定的技能以适应岗位的需要，具有一定的理论知识基础和可持续发展的能力。理论知识把握有度，既要给学生学习和掌握技能奠定必要的、足够的理论基础，也不要过分强调理论知识的系统性和完整性；注重技能结合理论知识，建设理论－实践一体化教材。

3. 优化模块，易教易学

设计生动、活泼的教学模块，在保持教材主体框架的基础上，通过模块设计增加教材的信息量和可读性、趣味性。例如通过引入实际案例以及岗位情景模拟，使教材内容更贴近岗位，让学生了解实际岗位的知识与技能要求，做到学以致用；"请你想一想"模块，便于师生教学的互动；"你知道吗"模块适当介绍新技术、新设备以及科技发展新趋势、行业职业资格考试与现代职业发展相关知识，为学生后续发展奠定必要的基础。

4. 产教融合，优化团队

现代职业教育倡导职业性、实践性和开放性，职业教育必须校企合作、工学结合、学作融合。专业技能课教材，鼓励吸纳1～2位具有丰富实践经验的企业人员参与编写，确保工作岗位上的先进技术和实际应用融入教材内容，更加体现职业教育的职业性、实践性和开放性。

5. 多媒融合，数字增值

为适应现代化教学模式需要，本套教材搭载"医药大学堂"在线学习平台，配套以纸质教材为基础的多样化数字教学资源（如课程PPT、习题库、微课等），使教材内容更加生动化、形象化、立体化。此外，平台尚有数据分析、教学诊断等功能，可为教学研究与管理提供技术和数据支撑。

编写出版本套高质量教材，得到了全国各相关院校领导与编者的大力支持，在此一并表示衷心感谢。出版发行本套教材，希望得到广大师生的欢迎，并在教学中积极使用和提出宝贵意见，以便修订完善，共同打造精品教材，为促进我国中等职业教育医药类专业教学改革和人才培养作出积极贡献。

数字化教材编委会

主　编　李　刚　鲍　娜

副主编　吴　晶

编　者　(以姓氏笔画为序)

王　婧 (湖南食品药品职业学院)

齐先华 (益丰大药房连锁股份有限公司)

杨婷婷 (江西省医药学校)

李　刚 (亳州中药科技学校)

李仲光 (佛山市南海区卫生职业技术学校)

李晴晴 (亳州中药科技学校)

李颖钰 (长沙卫生职业学院)

吴　晶 (湖南网络工程职业学院)

张　莉 (辽宁医药化工职业技术学院)

鲍　娜 (湖南食品药品职业学院)

本教材为"全国医药中等职业教育药学类'十四五'规划教材（第三轮）"之一，系在教育部 2010 年新颁发的《中等职业学校专业目录（2010 年修订）》指导下，根据本套教材的编写总原则和要求编写而成。

"人无礼则不生，事无礼则不成，国家无礼则不宁。"中华民族历来被称为礼仪之邦，中华文化博大精深、源远流长，礼作为中华传统文化的传承，被发扬光大。经济的快速发展，社会的不断转型，企业对中职学生的要求，使得原来的注重专业技能，逐渐转变为注重技能和素养的综合素质。商务礼仪与沟通将培养中职学生，具备良好的商务形象及沟通能力，能够主动学礼、知礼、守礼，提高自身礼仪修养和交际能力，为后续求职、就业成功，提供有力保障。

《医药商务礼仪与沟通》是为了有效培养中职学生商务礼仪、沟通技能，结合学生职业岗位胜任力需求而编写，具有以下特点。

1. 坚持"以人为本"，培养岗位胜任力。

本教材的编写理念为深入贯彻落实教育部"以就业为导向，推进职业教育的改革发展"的要求，坚持"以人为本"，以岗位胜任力为导向，采用"项目框架""任务驱动"体例，突出中职教育特色。

2. 内容选取既具有实用性，又具有时代性。

根据商务活动的实际需求和学生认知规律，本教材设计了认知商务礼仪与沟通、商务形象设计、人际交往与沟通礼仪、职场沟通与礼仪、商务酬宾礼仪、医药营销礼仪与沟通技巧等内容。礼仪与沟通相结合，理论与实践相结合，内容循序渐进、思路清晰、简单实用。紧跟时代步伐和社会需求，选取酒饮礼、茶饮礼、鲜花赠送礼仪等内容，提升中职学生素养。

3. 凸显职教特色，密切联系企业。

本教材紧密结合行业发展需求，有效结合企业人才素养需求，确保教材内容同步或者适当超前于企业的人才需求，不断提高中职学生的问题解决能力，对中职教材的先进性、适用性等进行有效提高。

　　本教材由李刚、鲍娜主编，拟定编写提纲，并对全书统一协调、修改和润色。各项目编写分工如下：王婧、鲍娜编写项目一，鲍娜编写项目二，李刚、李颖钰编写项目三，李仲光、杨婷婷编写项目四，杨婷婷、张莉、吴晶编写项目五，吴晶、李晴晴、鲍娜编写项目六。霍旺、李仲光负责部分插图的拍摄工作，鲍娜负责全书的统稿工作。

　　本教材为书网融合教材，即纸质教材有机融合电子教材、教学配套资源（PPT、微课、视频、图片等）、题库系统、数字化教学服务（在线教学、在线作业、在线考试），使教学资源更加多样化、立体化。

　　本教材的编写得到了教材建设委员会和所有参编作者所在单位的大力支持，参考了商务礼仪与沟通相关文献资料。在此，我们对所有给予指导和支持的单位领导、文献资料作者、专家等表示衷心的感谢。

　　本教材供中等职业教育医药卫生类专业教学使用，也可作为公司职员礼仪与沟通培训教材，还可以作为商业人士商务沟通及礼仪学习的参考书。

　　受编者水平所限，教材中难免出现不足之处，敬请广大读者、专家和同行批评指正，以便修订时完善。

编　者
2020 年 10 月

目录

- 1. 掌握商务礼仪的内涵及原则。
- 2. 熟悉沟通的内涵、原则及类型。

- 1. 掌握面部修饰、发型选择、化妆礼仪的要领。
- 2. 熟悉仪态的基本要领及不良禁忌。

● 1. 掌握称呼、介绍、问候、递接名片的基本会面礼仪。

● 2. 熟悉交谈与倾听的礼仪要点。

● 1. 掌握面试准备内容及礼仪规范。

● 2. 熟悉辞职的基本流程和沟通技巧。

● 1. 掌握接待礼仪、拜访礼仪以及商务宴请礼仪要领。

● 2. 熟悉商务礼仪的注意要点。

● 1. 掌握接待顾客、医药产品包装、送客基本礼仪。

● 2. 熟悉顾客沟通、顾客成交技巧。

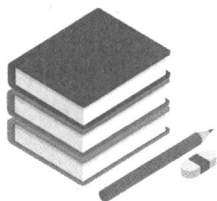

▶▶ 项目一 认知商务礼仪与沟通

学习目标

知识要求

1. **掌握** 商务礼仪的内涵及原则。
2. **熟悉** 沟通的内涵、原则及类型。
3. **了解** 中西方礼仪的差异；商务礼仪的重要性。

能力要求

能够运用所学商务礼仪知识，提高自身修养，规范开展商务活动。

📖 岗位情景模拟

情景描述 一天傍晚，李先生准备给即将出去游玩的一家人买几种常用药以备不时之需。他走进一家药店，刚进门，该药店的营业员小张就走过来，一直跟着他，像贴身保镖一样为他"保驾护航"，只要李先生眼光在某个药品上稍作停留，小张就立马问："您要这个药吗？""您看这种药行吗？"问得李先生不知所措，心烦意乱地回了一句："我还没有想好呢，谢谢你！"说完匆匆走出了这家药店。小张转过身对同事小刘抱怨："刚才这个人怎么这样啊？看了这么久也不买，真是浪费我时间和精力！"

讨论 1. 李先生为什么匆匆走出了药店？

2. 营业员小张的做法符合礼仪要求吗？为什么？

📋 任务一 认知商务礼仪

PPT

随着市场经济不断深入发展，各种商务活动日趋繁多，商务礼仪也在其中发挥着重要作用。在商务交往中，人们相互影响、相互作用、相互合作，如果不遵循一定的规范，双方就会缺乏协作的基础。为保障商务活动顺利开展，作为一名商务人员，学习和正确运用礼仪有利于塑造自我形象、尊重他人、赢得友谊，同时这也是在竞争激烈的行业领域中脱颖而出的必备素质之一。

一、商务礼仪的内涵与原则

人们常说"商场如战场"。在商场中驰骋，恰当的举手投足、得体的服饰仪表、宜人的言谈话语和良好的行为规范，都是使商务活动取得成功的关键。因此，拥有深厚广博的商务礼仪知识是个人立足商场、走向成功的必备条件。

（一）商务礼仪的内涵

商务礼仪是指公司或企业的商务人员在商务活动中，为了塑造个人和组织的良好形象而应当遵循的礼仪原则与规范。简而言之，商务礼仪是一般礼仪在商务活动中的运用和体现。

随着我国商业活动的不断深入与延展，商务礼仪的地位和重要性也日益提高与增强。在日渐频繁的商务往来过程中，人们越来越认识到仪容仪表、言谈举止、着装配饰、行为规范等因素对商务活动效果的影响。因此，商务礼仪在内涵和外延上都得到了进一步的丰富与完善，成为人们从事商业活动必须遵循的准则。可以说，商务礼仪无论是对组织，还是对个人从事商务活动都至关重要。

商务礼仪主要有两种形式，即商务礼节和商务仪式。其具体内容包括商务人员形象礼仪、商务人员社交礼仪、商务活动礼仪、商务酬宾礼仪、产品销售礼仪、商务办公礼仪等。

（二）商务礼仪的原则 🅔微课

任何事物都有其内在的一般原则，商务礼仪也不例外。商务礼仪的一般原则是对礼仪实践的具体规范的高度概括，学习和掌握商务礼仪的一般原则，做到灵活运用，以不变应万变，有助于提高商务交往的效果。商务礼仪的一般原则包括以下几个方面。

1. 真诚尊重原则　商务礼仪的重点和核心，是对人、对事的一种实事求是的态度，是待人真心实意的友好表现。古人云："敬人者，人恒敬之。"在商务活动中，要常存敬人之心，处处不可失敬于人，不能伤害他人的尊严，更不能侮辱对方的人格。在商务交往中，要想表现出真诚和尊重，切记三个要点：给他人充分表现的机会；对他人表现出你最大的热情；永远给对方留有余地。

2. 平等原则　礼仪的基础，是现代礼仪有别于以往礼仪的主要原则。商务礼仪中的平等原则是指以礼待人，既不盛气凌人，也不卑躬屈膝。做到不骄狂，不我行我素，不自以为是，不厚此薄彼，不目中无人，不以貌取人，更不以职业、地位、权势压人。

3. 适度原则　运用商务礼仪时还要注意把握分寸，认真得体。适度原则是指实施商务礼仪过程中注意各种情况下人际关系的社交距离，把握与特定环境相适应的人们彼此间的感情尺度、行为尺度、谈吐尺度，以建立和保持健康、良好、持久的人际关系。在交往时，既要彬彬有礼，又不能低三下四；既要热情大方，又不能阿谀奉承；要信人但不能轻信；要谦虚但不能拘谨；要成熟稳重，但又不能圆滑世故。

4. 自信原则　商务交往中一个重要的原则，一个人唯有对自己充满信心，才能如鱼得水，得心应手。自信是商务活动中一种很可贵的心理素质，一个有信心的人，才能在交往中不卑不亢、落落大方，取得商务合作的成功。一个缺乏自信的人，就会处处碰壁、处处不顺。

5. 自律原则　礼仪的基础和出发点。在生活中要学会自我约束、自我对照、自我反省，严格按照礼仪规范要求自己，知道自己该做什么和不该做什么，然后经过长期不懈的努力，逐渐变成一种行为和内心情感的自觉，实现自我教育与自我管理。要自信，但不能自负、自以为是，运用自律原则就可以正确处理好自信与自负的关系。

6. 信用宽容原则　信用即讲究信誉的原则，守信是我们中华民族的传统美德。在商务活动中，尤其要讲究遵守信用，守时、守约，做到"言必行，行必果"。在与人交往时，待人真诚，诚心诚意，言行一致，表里如一，这样才会取信于人。

宽容就是心胸坦荡、豁达大度，能原谅别人的过失，不计个人得失。宽容原则即与人为善的原则，容许别人有行动和判断的自由，对不同于自己和传统观点的见解有耐心和公正的容忍。正所谓"海纳百川，有容乃大""人非圣贤，孰能无过"。在交际活动中，既要做到严于律己，更要做到宽以待人。要多容忍他人，多理解他人，多体谅他人，千万不要斤斤计较、过分苛求、咄咄逼人。

7. 入乡随俗原则　"十里不同风，百里不同俗。"礼仪要因地制宜、因时制宜、因人制宜，所以才有"入境而问禁，入国而问俗，入门而问讳"的共识。"从俗"就是指交往各方都应尊重对方的风俗、习惯，了解并尊重各自的禁忌，否则，就会在交际中造成障碍和麻烦。

你知道吗

商务活动的黄金规则

英国学者大卫·罗宾逊概括了从事商务活动的黄金规则，即正直（integrity）、礼貌（manner）、个性（personality）、仪表（appearance）、善解人意（consideration）和机智（tact），可用"IMPACT"一词来概括。

正直（integrity）：通过言行表现出诚实、可靠、值得信赖的品质。良好商务举止的第一条黄金规则就是你的正直，不正直是多少谎言也掩饰不了的。

礼貌（manner）：当与他人进行商务交往时，礼貌的风度可以向对方表明自己是否可靠，行事是否正确、公正。粗鲁、自私、散漫是不可能让双方的交往继续发展的。

个性（personality）：在商务活动中表现出来的独到之处。你可以对商务活动充满激情，但不能感情用事；你可以幽默，但不能轻浮。

仪表（appearance）：要做到衣着整洁得体，举止落落大方，这些都是给商务伙伴留有好印象的至关重要的因素。

善解人意（consideration）：这是良好的商务风度中最基本的一条原则。人们如果能预先设想与对方沟通过程中可能有的反应，就能更谨慎、更敏锐地与对方打交道。

机智（tact）：商场中每个人都极有可能对某些挑衅立即做出反应，或者利用某些显而易见的优势。本条黄金规则更深的内涵是有疑虑时，保持沉默。

二、学习商务礼仪的意义

现代社会的商务礼仪无不体现在商务活动的每一个环节中，无不展现在商务交往的每一个细节中。因此，商务礼仪无论对企业还是个人都具有十分重要意义，具体表现在以下几个方面。

1. 有助于提高商务人员参与竞争的能力　在这个竞争激烈的商业时代，想要脱颖而出，就要增强竞争意识，掌握竞争手段，提高竞争能力。而系统学习商务礼仪知识就是掌握竞争手段的重要内容之一。我们知道，个体社会化的完成是在与他人交往过程中实现的。因此，在人的整个社会化过程中，要重视礼仪知识的学习，明白应该怎样做，不应该怎样做，哪些可以做，哪些不可以做。学会协调和处理人际关系，获取更多信息，懂得如何与他人建立和睦的人际关系，就能够在激烈的竞争中占据主动地位，为自己事业的发展创造良好的环境，提高自身参与竞争的能力。

2. 有助于提高商务人员自身修养，塑造良好个人形象　孔子曰："质胜文则野，文胜质则史。"文质彬彬，然后君子。在人际交往过程中，礼仪是衡量一个人文明程度的标准。它不仅反映一个人的交际技巧和应变的能力，还反映一个人的气质风度、阅历见识、道德情操、精神面貌。在这个意义上，可以说礼仪即教养，有道德才能高尚，有教养才能文明。因此，通过一个人对礼仪的运用程度可以知晓其教养如何、文明程度和道德水准。因此，商务人员学习和运用礼仪，有助于提高自身修养。

个人形象是通过仪容仪表、言谈举止的综合展现。而礼仪在这些方面都有具体详尽的规范。因此，商务人员学习运用和礼仪必将有助于规范地展示个人美好形象和良好教养。当商务人员自觉注重塑造个人形象，以礼待人时，商务交往将会更加顺畅。

3. 有助于促进商务人员的社会交往，加强事业合作　古人云："世事洞明皆学问，人情练达即文章。"这句话说明了人际交往的重要性。一个人只要同他人打交道，就要讲礼仪。一方面礼仪作为一种行为规范，对交际双方的关系起着规范、约束的作用；另一方面，由于交往双方政治、经济、文化背景不同，性格爱好、职业身份、年龄性别、思想意识、价值取向、审美观念等也存在差异，有时为了维护自身的利益，难免会发生不同程度的矛盾或冲突。商务礼仪就是矛盾冲突的调节器和润滑剂，它能调整、改善相互间的紧张关系，化干戈为玉帛，增进彼此的理解，为双方架设一座友谊的桥梁，营造出和谐友善的交往氛围，为双方增进社会交往，加强事业合作，实现共赢。

4. 有助于塑造良好企业形象，提高企业效益　企业形象是公众对企业的总体评价和信赖程度，是企业良好公共关系的综合体现。拥有良好的企业形象对企业来说是一笔无形资产，是无价的财富，这意味着企业在社会上具有较高的知名度和美誉度，并在激烈的市场竞争中占有优势。

请你想一想

作为一名医药卫生类专业学生，学习商务礼仪的意义是什么？

商务礼仪是塑造良好企业形象的重要工具。对于商务人员来说，商务礼仪是其思想道德素质、文化修养水平、交际能力的外在表现；对于企业来说，员工个人形象代表着企业形象，员工若能恰到好处地运用礼仪，就会为企业树立良好的形象和信誉，赢得公众的赞扬，就能更容易获得社会各方的支持和信任，从而提高企业效益。

三、中西方商务礼仪比较

由于历史和文化底蕴不同，各国人民在交往时习惯也有不少差异，特别是中西方之间，礼仪上的差别很大，因不了解这些差异而引起的误会和笑话屡见不鲜。近代历史上有两则故事：其一是李鸿章应俾斯麦之邀前往赴宴，因不懂西餐礼仪，喝了一碗吃水果后洗手用的水。当时俾斯麦并不了解中国，为了不让李鸿章觉得尴尬，他也将洗手水一饮而尽。见此情形，其他文武百官只能忍笑奉陪。其二是一位军官携夫人去机场迎接美国顾问，会面后，美国顾问出于礼貌说："您的夫人真漂亮！"军官虽感到尴尬却又不免客套一番："哪里，哪里！"在中国，这本是一句普通的客套话，可美国顾问听后莫名其妙，心想：我只是礼貌地夸赞他的夫人，他竟然问我哪里漂亮？于是他只好硬着头皮说："从头到脚都漂亮！"

　　这两则故事都是由于中西方文化差异而闹出的礼仪上的笑话。由此可见，了解中西方礼仪之间的差异是很有必要的。一个国家无论是在政治上，还是在经济贸易中，了解对方国家的礼仪，有利于双方的交往；一个人了解对方的礼仪是对对方的尊重，给对方留下一个好印象，以便交往的顺利进行。随着中西方文化的不断发展，中西方的礼仪也在相互融合，西方人逐渐地接受了中方文化中重情感等合理因素，中方也逐渐地接受了西方文化中现代文明的礼仪和交往方式。但在现实商务活动中，为了有效地沟通与合作，就需要熟悉中西方商务礼仪之间的差异。

（一）中西方商务礼仪差异的表现

1. 行事作风不同　在商务活动中，西方人喜欢直接探讨合作相关事宜，而中方则喜欢先增进彼此之间的感情再进行合作洽谈。在现实生活中，通常情况下，西方人行事作风更加直截了当，而中方更加讲究委婉含蓄。

2. 语言文化不同　中西方语言文化差异主要表现在口头语言和肢体语言两方面。在西方商务会谈中，双方握手时间较短，完成后会马上松手并保持一定的距离；而在中方会谈中，为了表达对对方的尊敬和热情，双方握手时间较长，且会上下摆动，并近距离交谈。所以在中西方商务活动中，西方人无法理解中方上述这些做法，他们认为这样的行为侵犯了个人隐私；而中方则认为西方人的做法是对自己的冷漠、不尊重，甚至是带有戒备的心理。

3. 餐桌文化不同　聚餐时西餐摆放的餐具是刀叉、酒杯、勺子等；而中餐摆放的餐具是筷子、勺子、餐盘、酒杯等。除了餐具上的不同，座次安排也有差异。在西方，用餐时离主人位置越近越重要。一般男女主人坐在桌子的两头，男女主宾分别坐在女主人和男主人的右侧，其余客人则按重要程度和性别交叉坐在其他座位上进行用餐；而用中餐时，面门的座位最为尊贵，一般为主人或主宾的座位，背门的座位是下座。

（二）中西方商务礼仪中的注意事项

　　在国际商务活动中应合理利用商务礼仪，让对方感到真诚、尊重，并给对方留下良好的第一印象，以便建立长久稳定的合作关系。因此，在商务交往活动中应该注意以下四个方面的问题。

1. 给予足够的尊重　在初次会谈时，中方往往喜欢以对方的工作、生活近况作为对话的开始，而西方人则比较注重个人隐私，往往比较避讳谈及此类话题。因此，在中西方商务会谈时，中方要给予对方足够的尊重，尊重他们的礼仪习惯，这样更有利于会谈的进行。

2. 强化时间观念　在正式的商务会谈中，如果双方约定好了会面的时间，一定要在双方约定的会面时间前到达。西方人的时间观念十分严格，如果没有按时到达，对方可能会认为你不够尊重他们或者不够重视他们，因此，要不断强化个人时间观念，按时到达约定地点，千万不要迟到。

3. 量力而行　在国际商务活动中，应量力而行，不要提前答应对方超出自身决策能力的要求。若遇到此类情况，应该先向上级领导请示并充分思考，权衡各方利弊后再做出科学决策。这样既避免给自己招致麻烦也不会让对方失望，从而增加合作的可能性。

4. 不卑不亢　在国际商务合作会谈中，中方要做到既不过分吹嘘自己的实力来引起外方的厌恶和反感，也不过分谦虚放低身段来让外方贬低自己的实力。保持一个谦虚平和的心态，以一种不卑不亢的姿态去谈判，不但可以赢得对方的尊重和好感，而且可以增加双方合作的可能性。

文化是人们精神世界的表现，是人们性格特点的汇总，是文明的发展方向。诚然，中西方文化不同导致的礼仪上的差异还有很多，因此，在现实生活中还有其他不同的具体表现。随着我国经济的飞速发展和对外贸易、交流的不断增加，在与外国人交往时，我们不但要了解并掌握对方国家的礼仪习惯，还必须要加强专业商务礼仪知识的学习，提高礼仪意识，这不仅是对对方的尊重，也将给自己带来便利，不但能避免不必要的麻烦与误会，还能在现代社会的多方竞争中取得主动权，增加双方合作的概率，收获良好的结果或效益，成就互利共赢的局面。

你知道吗

中西方"礼仪"之源

在西方，"礼仪"一词源自法语"etiquette"，原意是指一种长方形的纸板。历史上，法国为保障法庭秩序，将各种规则写在长方形的纸板上。因此，这种纸板就被称为"法庭上的通行证"。后来，"etiquette"传入英国，语义演变成"人际交往的通行证"，有规矩、成规、礼仪之意。

中国素有"礼仪之邦"的美誉。在中国，"礼仪"一词起源于古人敬神祭祖的活动。东汉的许慎在《说文解字》提到："礼，履也，所以事神致福也；仪，度也，宜也，匹也。"也就是说礼是用来"事神""致福"的形式，如祭祀、跪拜、鞠躬都是在致礼或行礼；仪是要符合礼的法度、规则、标准。因此，《辞源》对礼仪做了明确的概括："礼仪，行礼之仪式。"

任务二 认知沟通

PPT

人与人之间最宝贵的是真诚、信任和尊重，而这一切的桥梁就是沟通。沟通让世界更加和谐，让人性更加美好。

一、沟通的内涵与原则

（一）沟通的内涵

沟通无处不在，人际交流需要沟通，矛盾化解需要沟通，意见传达需要沟通，执行命令需要沟通，心灵交流需要沟通，增进感情需要沟通。可以说，人生处处离不开沟通。

美国著名成功学大师奠基人卡耐基说过一句话："所谓沟通就是同步。每个人都有他独特的地方，而与人交际则要求他与别人一致。"沟通，是指人与人之间、人与群体之间思想与感情的传递和反馈的过程，以求思想达成一致和感情的通畅。它是一个人获得他人思想、感情、见解、价值观的一种途径，是人与人之间交往的一座桥梁，通过交流，人们可以分享彼此的感情和知识，也可以消除误会，增进了解，增加友谊与信任，从而加深情感。

你知道吗

沟通"三绝"和"三不"

微笑、赞赏和幽默，是沟通的最佳境界。没有什么比一个动人的微笑更能令人倾心的了，一个微笑胜过千言万语；没有什么比一句赞赏更能增添他人的自信和积极性，有了赞赏也就有了默契、有了和睦。而如果在沟通的过程中再来点幽默的笑料，则更是锦上添花。所以，给他人一个微笑，一句赞赏，一个幽默，你就不会为沟通感到为难了。

有话好好说，不批评、不责备、不抱怨，是沟通三大法宝。温柔的力量永远胜于刻薄的口舌，没有什么是比它们更有利于沟通的了。对于任何一个人来说，对他人采用不批评、不责备的方式来沟通，必定会收获意想不到的惊喜；而对于我们每个人来说，能用不抱怨的态度看待一切，必能与周围人相处融洽。要沟通，就要做到不批评、不责备、不抱怨。

（二）沟通的原则

无论是商务活动还是日常生活，沟通无处不在，有效的沟通对提升和促进个人工作水平、生活质量有着不可替代的作用，有效沟通必须遵循以下八个原则。

1. 对事不对人原则　问题导向的沟通关注产生问题的原因以及寻求解决问题的方法；人身导向的沟通则更多地关注出现问题的人而不是问题本身。对事不对人原则要求沟通双方针对问题本身提出相应的意见或看法，充分维护他人的自尊，不要轻易对人下结论、贴标签，紧紧围绕解决问题这一目的进行有效沟通。

2. 真诚不虚伪原则　如果沟通双方或一方不能感知到对方的真诚和尊重，沟通就不具有可持续性。沟通双方对彼此存有疑虑或者戒备心，是无法真正相互认同的，因此，不可能产生有效沟通。

3. 描述不评价原则　以描述事实为主要内容的沟通方式。在这种方式中，人们通过对事实的描述避免对他人做出总结性评价或者直接的人身攻击，也能有效避免对双方关系产生破坏性的作用。

4. 鼓励不贬低原则　有效沟通会使人感觉自己得到了对方的承认和重视。如果一味地强调自身的权威性，而否认他人的看法和意见，通过贬低别人来抬高自己，极易给人留下不通情达理的印象。这样的沟通是没有任何实际意义的。

5. 特定不泛指原则　为了让沟通中的一方能够迅速了解自己要表达的全部思想，必须选择主旨鲜明的陈述方式。在描述沟通内容时，尽量细致具体，不泛泛而谈，提高沟通效率和效果。

6. 连贯不中断原则　在沟通过程中，要适时留给对方发表意见的机会，避免一方无休止地说。在交谈中把握好时间，尽量避免长时间停顿或者沉默。同时，谈话的主题也不宜跳跃性太大，或者插入过多不相干的内容。

7. 承担不捭诿原则　说话人对自己所表达的内容负责，并承认思路的来源是本人而非他人。如果把自己说过的一些话归为未知的外源，回避对内容负责，则很难让人产生信任感和认同感，不利于有效沟通。

8. 聆听不独断原则　善于沟通的人首先必须是一名很好的倾听者。有效沟通要求倾听，而非单向的信息传递，要在倾听过程中根据他人的陈述做出合适的反应。

你知道吗

有效沟通的"7C原则"

美国著名的公共关系专家特立普、森特在他们合著的被誉为"公关圣经"的著作《有效的公共关系》中提出了有效沟通的"7C原则"。

可信赖性（credibility）：建立对传播者的信赖。

一致性或情境架构（context）：传播必须与环境（包括物质的、社会的、心理的、时间的环境等）相协调。

内容的可接受性（content）：传播内容必须与受众有关，必须能引起他们的兴趣，满足他们的需要。

表达的明确性（clarity）：信息的组织形式应该简洁明了，易于公众接受。

渠道的多样性（channels）：应该有针对性地运用传播媒介，以达到向目标公众传播信息的作用。

持续性与连贯性（continuity and consistency）：沟通是一个没有终点的过程，要达到渗透的目的，就必须对信息进行重复，但又必须在重复中不断补充新的内容，这一过程应该持续地坚持下去。

受众能力的差异性（capability of audience）：沟通必须考虑沟通对象能力的差异（包括注意能力、理解能力、接受能力和行为能力），采取不同方法实施传播才能使传播易为受众理解和接受。

二、沟通的类型

在了解沟通内涵的基础上，依据不同的划分标准，可以把沟通划分为不同的类型。

1. 按照沟通参与者类型分类

（1）机-机沟通机器　与机器之间的沟通。

（2）人-机沟通　人与机器之间的沟通。

（3）人-人沟通　人与人之间和以人为主体的组织与组织之间的沟通。

2. 按照功能分类　可分为工具式沟通和感情式沟通。

（1）工具式沟通　发送者将信息、知识、想法、要求传达给接受者，目的是影响改变接受者的行为。

（2）感情式沟通　沟通双方表达感情，获得对方精神上的同情和谅解，最终改善相互间的关系。

3. 按照传播媒体的形式分类　可分为口头沟通、书面沟通、非语言沟通和电子媒介沟通。

（1）口头沟通　以口头交谈的形式进行沟通，如交谈、讲座、开会、电话等。

（2）书面沟通　以书面文字的形式进行沟通，如报告、信件、文件、合同、布告等。

（3）非语言沟通　主要有声调、音量、手势、体语、颜色、沉默、触摸、时间、信号和实物等，如声光信号、图形、体态姿势等。

（4）电子媒介　运用各种电子设备进行信息的传递，如传真、电报、电视、计算机网络等。

4. 按照组织系统分类　可分为正式沟通和非正式沟通。

（1）正式沟通　以企业正式组织系统为渠道的信息传递，是组织中依据规章制度明文规定的原则进行的沟通，是按组织设计中事先规定好的结构系统和信息流动的路径、方向、媒体等进行的信息沟通。例如，组织与组织之间的公函往来，组织内部文件传达、召开会议等。此外，团体所组织的参观访问、技术交流、市场调查等也属于正式沟通。

（2）非正式沟通　正式沟通渠道以外的信息交流和传递，它不受组织监督，自由选择沟通渠道。例如，团体成员私下交换看法、朋友聚会、传播谣言和小道消息等都属于非正式沟通。非正式沟通是正式沟通的有机补充。

5. 按照信息的流动方向分类　可分为下行沟通、上行沟通和平行沟通。

（1）下行沟通　在组织职权层级链上，信息由高层次向低层次成员流动。管理者通过下行沟通的方式传送各种指令及政策给组织的下层，其中的信息一般包括上级对下级有关工作的指示以及工作内容的描述。

（2）上行沟通　主要是指团体成员和基层管理人员在组织职权层级链中，信息由下层向上层流动。就比较而言，下行沟通比较容易居高临下，甚至可以利用广播、电视等通信设施；上行沟通则困难些，它要求基层领导深入实际，及时反映情况，做细致的工作。一般来说，传统的管理方式偏重下行沟通，管理风格趋于专制；而现代管理方式则是下行沟通与上行沟通并用，强调信息反馈，增加员工参与管理的机会。

（3）平行沟通　组织结构中处于同一层次的人员或部门间的信息沟通。平行沟通的优点主要有以下三点：①平行沟通可以使办事程序、手续简化，节约时间，提高工作效率；②平行沟通可以使企业各个部门之间相互了解，有助于培养整体观念和合作精神，克服本位主义倾向；③平行沟通可以增加职工之间的互谅互让，培养员工之间的友谊，满足职工的社会需要，使职工提高工作兴趣改善工作态度。平行沟通的缺点表现为沟通头绪过多，信息量大，易于造成混乱；此外，平行沟通尤其是个体之间的沟通也可能成为职工发牢骚、传播小道消息的一条途径，造成涣散团体士气的消极影响。

6. 按照沟通信息的反馈分类　可分为单向沟通和双向沟通。

（1）单向沟通　在沟通过程中，信息发送者与接收者之间的地位不变，一方主动发送信息，另一方被动地接收信息并且没有反馈发生。

（2）双向沟通　在沟通过程中，发送者和接收者的地位不断变换，信息在双方间反复流动，直到双方对信息有了共同理解为止。

7. 按照沟通网络的基本形式分类　可分为链式网络、轮式网络、Y式网络、环形网络、全通道式网络。

（1）链式网络　信息在组织成员之间只进行单线、按顺序传递的沟通网络形态。严格按直线职权关系和指挥链系统在各级主管人员之间进行的信息传递就是链式沟通。优点是结构严谨、规范。

（2）轮式网络　信息经由中心人物向周围多线传递。领导人物是各种信息的汇集点和传递点，其他成员之间没有交流关系，集中化程度高。

（3）Y式网络　链式与轮式相结合的纵向沟通网络，主管领导从几个参谋人员处收集信息和建议，形成决定后再向下级人员传达命令的一种信息联系方式。

（4）环形网络　链式沟通状态下两头沟通相联结而成的一种封闭式结构，组织中所有成员不分彼此地依次联络和传递信息，没有领导或中心人物，集中化程度低。优点是速度比链式传递快，成员满意度和士气高，但中间层缺乏领导权威，信息载荷量由分权程度决定。

（5）全通道式网络（星型）　全方位开放式沟通网络系统，所有成员之间可进行相互不受限制的信息沟通与联系，集中化程度低。

三、有效沟通的重要性

哈佛大学对 500 名被解职的男女调查结果显示：82% 的人因人际沟通不良而导致工作不称职。普林斯顿大学对 1 万份人事档案进行分析得出：成功的关键因素中，"智慧""经验""专业技术"占 25%，而良好的人际沟通占 75%。

石油大王洛克菲勒曾说过："假如人际沟通能力如商品一般能买卖，我愿意付出比太阳底下任何东西都昂贵的价格购买这种能力。"由此可见沟通的重要性。对于现代人来说，有效的沟通对于一个人的学习、生活、工作有着越来越重要的影响。如何处理好人与人、人与团队、团队与团队沟通上的问题，正确了解沟通过程以及影响沟通的因素，正确掌握处理沟通障碍的方法，成为现代人急需了解和解决的难题。实践证明，良好的沟通对于任何群体和组织的工作都十分重要，尤其对于即将走上工作岗位的中职学生来说，掌握正确的沟通方法和技巧，是非常必要的。从个人角度看，有效沟通有助于促进自我了解和发展；从团体角度看，有效沟通有助于满足人类社会性的需求，促进人与人之间的社会交往，改善人与人之间的人际关系。

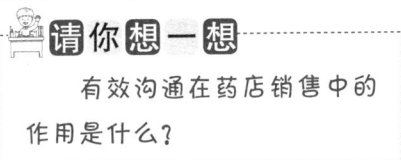

> **请你想一想**
>
> 有效沟通在药店销售中的作用是什么？

沟通在工作中就如人的血脉，如果沟通不畅，就如血管栓塞，会导致器官缺血坏死。生活中没有沟通，就没有快乐；事业中没有沟通，就没有成功；工作中没有沟通，就失去了乐趣和机会。

四、商务礼仪在沟通中的作用

沟通是一种双方或者多方的交往互动活动，参与交往各方的沟通效果是活动成败的关键所在。商务礼仪在沟通中，往往起到规范行为、传递信息、增进感情、树立形象的作用。

1. 规范个人及组织的行为　礼仪最基本的功能就是规范各种行为。礼仪规范能指导人们懂得在社交场合，能做什么、不能做什么及怎么做。在商务交往中，人们彼此影响、互相作用、相互合作，如果缺乏应有的礼仪规范，双方就会缺乏协作的基础。

2. 传递尊重与友善的信息　礼仪可以表达出一种信息，传递尊敬、友善、真诚等感情，使别人感到善意。恰当的礼仪在商务活动中，能够帮助个人或团体获得对方的好感、信任，有助于沟通的顺利进展。

3. 增进彼此之间的感情　在商务沟通中，随着交往的深入，双方会逐渐产生某些情绪，具体可表现为情感的共鸣与排斥。良好的礼仪能够使双方互相吸引，增进感情，并建立良好的人际关系；反之，缺乏礼仪，很容易让人产生感情排斥，造成人际关系紧张，给对方造成不良印象。

4. 树立良好的形象　具备良好的礼仪规范，会给自己树立良好的个人形象。就像一个企业的员工，都讲究礼仪，就会为企业树立良好的公众形象，赢得社会的认可。

在现代社会，想要在激烈的竞争中处于不败之地，就要要求商务人员时刻注重礼仪。这既是个人和组织良好素质的体现，也是树立和巩固良好形象的需要。不符合商务礼仪的行为往往被视为对合作对象的不重视，甚至未等双方坐下来谈话，就已经宣告合作失败。不但不能实现合作的目标，而且会给交往各方留下负面影响。因此，得体大方的仪容仪表、彬彬有礼的谈吐举止、热情周到而不失细致的处事方式等行为，是有效沟通的前提，有助于企业促成商务合作。

能力训练一

（一）训练目的

掌握商务礼仪的重要性。

（二）训练内容

以班级为单位进行一次讲演，讲演主题为"一名商务人士成功的启示"（以商务人士为例，从商务礼仪的视角分析成功的秘诀）。

（三）能力要求

1. 能够准确分析商务礼仪对商务人士的重要性。
2. 能够掌握相关商务礼仪知识。

能力训练二

（一）训练目的

理解沟通的意义，进一步了解有效沟通的原则。

（二）训练内容

请学生围绕姓名、籍贯、兴趣爱好、特长等，用简短的话语介绍自己。

（三）能力要求

1. 能够充分认识并准确描述自己。
2. 能够掌握有效沟通的原则。

能力训练三

（一）训练目的

学会综合运用文字语言、声音语言及肢体语言进行有效沟通。

（二）训练内容

以2人为一组进行交谈，时间为2分钟，交谈内容为选择医药行业的原因，每组学生分别说明有哪些肢体语言表现。接着继续交谈，并体会交谈时不用肢体语言的感受。

（三）能力要求

1. 能够选择准确的语言类型进行有效沟通。
2. 能够掌握有效沟通的重要性。

目标检测

一、选择题

（一）单项选择题

1. 商务礼仪是一般礼仪在（ ）中的运用和体现。
   A. 商务会议　　　B. 商务活动　　　　C. 商务交流　　　　D. 商务拜访

2. "十里不同风，百里不同俗"说的是商务礼仪的（ ）。
   A. 平等原则　　　B. 自信原则　　　　C. 适度原则　　　　D. 入乡随俗原则

3. （ ）是商务礼仪的重点和核心，是对人、对事的一种实事求是的态度，是待人真心实意的友好表现。
   A. 真诚尊重原则　B. 平等原则　　　　C. 自信原则　　　　D. 适度原则

4. 运用礼仪时要注意把握分寸，这体现了商务礼仪的（ ）。
   A. 自信原则　　　B. 适度原则　　　　C. 平等原则　　　　D. 入乡随俗原则

5. （ ）是人与人之间、人与群体之间思想与感情的传递和反馈的过程，以求思想达成一致和感情的通畅。
   A. 诚信　　　　　B. 平等　　　　　　C. 沟通　　　　　　D. 和谐

6. （ ）不是口头沟通方式。
   A. 交谈　　　　　B. 讲座　　　　　　C. 开会　　　　　　D. 报告

7. 就比较而言，（ ）比较容易居高临下，甚至可以利用广播、电视等通信设施。
   A. 下行沟通　　　B. 平行沟通　　　　C. 上行沟通　　　　D. 正式沟通

8. （ ）是指信息经由中心人物向周围多线传递。
   A. 链式网络　　　B. 环形网络　　　　C. 轮式网络　　　　D. Y 式网络

9. （ ）原则要求沟通双方应针对问题本身提出看法，充分维护他人的自尊，不要轻易对人下结论，从解决问题的目的出发进行沟通。
   A. 对称性　　　　　　　　　　　B. 建设性沟通的思想
   C. 完全性　　　　　　　　　　　D. 对事不对人

10. 沟通无处不在，（ ）不是沟通的三大法宝。
    A. 不批评　　　B. 不生气　　　　　C. 不责备　　　　　D. 不抱怨

（二）多项选择题

1. 商务礼仪包括（ ）两种形式。

A. 商务礼节　　B. 商务规范　　　　C. 商务仪式　　　　D. 商务行为

2. 商务礼仪的原则有（　　　）。

A. 真诚尊重原则 B. 平等原则　　　C. 适度原则　　　　D. 自信原则

3. 沟通是人与人之间、人与群体之间（　　）与（　　）的传递和反馈的过程，以求思想达成一致和感情的通畅。

A. 思想　　　　　B. 感情　　　　　C. 语言　　　　　D. 行为

4. 沟通按照组织系统来分，可以分为（　　　）。

A. 正式沟通　　B. 感情式沟通　　C. 工具式沟通　　D. 非正式沟通

5. 要想有效地进行信息沟通，必须在沟通过程中遵循（　　　）。

A. 完全性原则　　　　　　　　　B. 对事不对人原则

C. 对称性原则　　　　　　　　　D. 事实导向的定位原则

二、思考题

1. 结合实际，简述如何遵循商务礼仪的原则。

2. 什么是沟通？请举例说说沟通的主要类型。

书网融合……

🅴 微课　　　📝 划重点　　　📋 自测题

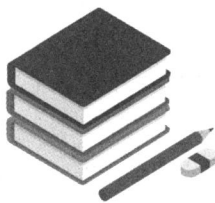

学习目标

知识要求

1. **掌握** 面部修饰、发型选择、化妆礼仪的要领。
2. **熟悉** 仪态的基本要领及不良禁忌。
3. **了解** 服饰的穿搭原则；男士、女士着装基本礼仪。

能力要求

1. 能够根据不同场合，把握合适的仪容修饰；在与人沟通时，正确注视对方，并展示恰当的微笑魅力。
2. 学会恰当的服装搭配及饰品佩戴技巧，塑造良好的职业形象。具备良好的仪态，规范运用站姿、坐姿、行姿、蹲姿及手势。

岗位情景模拟

情景描述 小陈是2020届药学专业的毕业生，毕业后在一家药店工作。她是一个喜欢追求个性化的女孩，平时上班虽然不得已穿了工作服，但总喜欢把自己打扮得比较"耀眼"——喜欢戴5、6个耳钉，涂上荧光绿色的指甲油，戴各种款式的装饰戒指。让小陈困惑的是，在药店每次主动接待顾客时，顾客总是扭头去找别的健康顾问。她不知道自己因为什么不受顾客喜欢。

讨论 1. 小陈不受顾客喜欢的原因是什么？
2. 如果你是店长，你该如何指出小陈的缺点呢？

任务一 仪容修饰

PPT

一、面部修饰

在商务交往中，个人的仪容会引起沟通对象的关注，并能影响对方对自己的印象及评价。仪容指的是人的外貌，尤指动人的或健康的外貌、容貌，主要由头发、面部、肌肤等身体部分组成。

（一）面部礼仪

对面容最基本的要求是时刻保持面部干净清爽，无汗渍和油污等不洁之物。修饰面部，首先要做到清洁。清洁面部最简单的方式，就是勤于洗脸。午休、用餐、出汗、劳动或者外出之后，都应立刻洗脸。

从面部的具体部位来说，主要需要注意以下几个方面。

1. 眼睛　眼睛是打开内心世界的一扇大门，首先对眼睛的要求就是要保持清洁，及时清除眼部分泌物，避免红眼睛或者黑眼圈，特别是喜欢熬夜的人群。眉毛是容貌的重要组成部分，眉形即眉毛的形状，大约分为弦月眉、一字眉、三角眉等。眉形从某个角度来说反映了一个人的性格态度。漂亮的眉形，能够提升个人气质，给人留下不同的印象。

2. 耳朵　耳朵特别容易藏污纳垢，所以平时洗澡、洗头、洗脸时，应安全、及时地清除耳朵的分泌物。个别人士耳毛长得较快，应及时进行修剪。

3. 鼻部　要保持干净，鼻腔内不要有污渍。经常修剪一下长到鼻孔外的鼻毛，在公共场所不要挖鼻孔。

4. 嘴部　时刻保持口腔清洁，牙齿洁白无异味，饭后要漱口，以去除残渣、异味。在正式应酬之前，一定要忌食蒜、葱、韭菜、萝卜、腐乳等味道刺激的食物，以免影响他人感官。男士要每天修剪胡须，在正式场合中不加修剪的胡须，一般会被认为失礼，而且会给人不修边幅的印象。

（二）面部保养

有人说："30岁前的相貌是父母给的，30岁后的相貌则是自己养的。"由此可见，保养非常重要。除了身体的保养，最重要的就是皮肤，健康、细腻、富有光泽的皮肤，是健康的表现，也是妆容的基础。

人的皮肤分为干性、油性、混合性三种类型，不同肤质对皮肤的保养方法并不一样，要给予区别对待。日常的保养可以按照以下几个步骤进行，如图2-1所示。

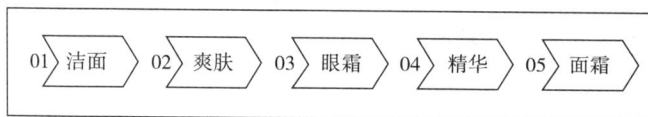

图2-1　日常保养步骤

1. 洁面　很多人认为面部清洁并不重要，只要涂护肤品就好。其实，清洁工作不到位，会影响皮肤的营养吸收，严重的还会长痘痘。洗脸以温水为宜，太冷或太热都会对皮肤产生刺激。用洗面奶清洗面部，不要搓揉太长时间，避免伤害皮肤角质层。

2. 爽肤　爽肤水可以直接倒在手上拍脸，也可以倒在化妆棉上擦，不仅能给面部补水，还会起到二次清洁的作用。擦爽肤水最好用化妆棉来擦，这样既可以清洁，又可以节省爽肤水。

3. 眼霜　无论年纪大小，都不能忽视眼部肌肤的保养和护理，涂抹眼霜时动作要轻，眼霜量不要太多，以防长脂肪粒。

4. 精华素　将精华素倒入手部搓热，并均匀地搽在脸上，注意精华成分要避开眼周肌肤，用手掌轻轻按压面部，确保精华成分的完全吸收。

5. 面霜　它可以给皮肤补充必需的水分和养分，充分滋润皮肤，保持皮肤的柔润光滑。白天用日霜，晚上用晚霜。春夏皮肤比较湿润可用乳液。

虽然保养品能给予皮肤必要的营养，但皮肤保养是由内而外的护理，所以要保持良好的心态；保证充足的睡眠；注意合理的饮食；适当地健身运动，才能养成美好的容颜。

二、发型选择

中国古代对年龄的称呼与头发有关，如总角、束发、弱冠、及笄、黄发等。古代八到十四岁的孩童，把头发中分两侧束成两结，形状像牛角，所以叫总角；十五岁左右，把总角解散，束成以髻，代表成童，称为束发；男子年二十行成人礼，结发戴冠，但身体还不够强壮，故称弱冠；女孩到了十五岁，就会把头发束起来，戴上发簪，表示自己已经成年，可以许配人家，称为及笄；黄发则是用来形容长寿的老人。

现代社会，虽然不能通过发型判断年龄，但发型作为人体制高点，仍然受到他人关注。

（一）发型与脸形的配合

每个人的脸形各有不同，有瓜子形、圆形、方形、三角形等，各有优缺点。

选择适当的发型，可以用来修饰脸形的不足，为自己扬长避短，打造最佳形象。

1. 圆形脸　比较显胖，额头和脸形都呈圆形，所以在发型设计方面可以利用两侧鬓发或齐刘海来改变脸的轮廓，分散原来瘦长或宽胖的脸形视觉。

2. 方形脸　又称国字脸，整个脸呈四方形，额头和两腮较大，所以在设计发型时，建议采用头顶部分蓬松微卷短发和侧分的斜刘海，从而达到修饰脸形的效果。切忌理寸头，耳旁头发不宜变化过大，额头尽量不要外露，以圆破方，修饰脸部棱角，让脸更加圆润。

3. 三角形脸　通常分为三角形（额窄颚宽）和倒三角形（额宽颚窄）两种类型。倒三角脸形基本上适合任意发型，建议让下颚两侧的发量看起来较蓬松，而让上额两侧头发较为服贴，配上蓬松的椭圆形刘海，通过视觉平衡来修饰脸形。三角形脸建议将耳朵以上的发丝蓬松起来，增加额部的宽度，从而使两腮的宽度相应地减弱。

4. 长形脸　在选择发型时，头顶不宜太过蓬松或隆起，前额部分的头发可以适当下延，以缩短脸的长度。两颊部分头发可适当蓬松，露出双颊，以显得更加饱满。沿面部轮廓内卷的发型能突出下颚，起到修饰脸部棱角的效果。

> **请你想一想**
>
> 请你针对所学内容判断自己属于什么脸形，并想一想自己适合什么样的发型？

5. 鹅蛋形脸　又称椭圆脸，线条弧度流畅，整体轮廓均匀；额头宽窄适中，与下半部平衡均匀；颧骨中部最宽，下巴成圆弧形。鹅蛋形脸能选择的发型较多，如短发、露额卷发、齐肩直发等。

（二）头发的清洁与礼仪

养成每天清洁护理头发的好习惯。每天梳理、经常清洗、勤于修剪头发，保持头发不凌乱、不油腻、无头屑、无异味。在商务场合着职业装时，切忌染艳丽的颜色，如红色、紫色、绿色等，发型也不要标新立异，以简洁大方与庄重保守为主。

男士以短发为主，头发前不过额、侧不过耳、后不过领；女士直发不宜过肩，过长的头发不要随意披散，应盘发或者束发。商务休闲时，如打高尔夫、团队活动等，可束马尾，显得青春活力。正式晚宴、舞会时，建议穿礼服，盘高发髻，以显优雅高贵。

三、化妆礼仪

化妆是修饰仪容的一种方法，可以使人容貌变得更加美丽和自信。在人际交往中，适当的化妆是非常必要的，恰到好处的妆容可以充分展现个人魅力。

（一）化妆的原则

一般来说，职业女性的工作妆应以淡妆为主，在某些特定的场合也可以化浓妆，不同时间、地点、场合搭配不同妆容，是得体形象的定位与诠释。

1. 淡妆 适合于白天的日常工作和正式商务活动。淡妆最佳的状态是"无妆胜有妆"，即妆容非常的自然，突出自身优势，弱化缺点，但让人看不出化了妆。淡妆的主要特征为简约、清丽、素雅，具有鲜明的立体感，既给人印象深刻，又不显得庸脂俗粉。

2. 浓妆 适合于晚上宴会、舞会等社交场合。浓妆是对五官最有特点的部位做重点的修饰。整体妆面的颜色不宜过多，却能显出浓烈的效果。浓妆的特点是妆容非常明显和显眼，彰显个性，主要强调的是眼睛、鼻子和嘴唇。

（二）化妆的基本步骤

男士在正式场合可以通过化妆，调整面色和外在形象，但是不可以太露痕迹。男士妆容包括美发定型、面部修饰、指甲修理及使用香水等几项内容。

女士妆容包括面部护理、底妆、定妆、眼妆、描眉、涂腮红、涂唇膏、修饰指甲、发型修饰及使用香水等内容，具体步骤如下。

1. 面部护理 先用洗面奶洁面，然后喷上化妆水和保养品，保护皮肤，防止化妆品与皮肤的直接接触。

2. 底妆 这是化妆的基础，选择粉底霜一定要接近肤色，不能一味图白。肤色较暗或者偏黄，选择很白的粉底霜，会让妆容看起来不自然。粉底霜要搽得少而匀，可用手指轻轻拍匀，也可用海绵块擦匀。不要遗漏颈部、鼻翼、发迹线边缘等边角，出现深一块浅一块的"花斑脸"。

3. 定妆 用散粉轻轻压在皮肤上，不要用力扫，不然会使皮肤变得粗糙。散粉有控油的效果，可以保持完美的妆容。

4. 眼妆 包括眼影、眼线、眼睫毛三个重要步骤。眼妆能够修饰眼形，使眼睛看起来更加立体、有神。首先，画眼线，紧贴睫毛从内眼角画到外眼角，下眼线一般只从外眼角画至距内眼角还有三分之一处即收笔。画好眼线后，用睫毛夹夹睫毛根部，使其弯曲。其次，涂眼影，淡妆眼影可选用哑光色系的大地色眼影、起到美化眼睛、增添眼部立体感的作用，还可以使用含珠的光大地色系眼影，以提亮眼部，打造闪亮大眼。最后，刷睫毛膏，切记不要让睫毛膏粘连在一起，或者沾在眼部皮肤上。

5. 描眉　眉毛是决定脸部整体形象和展现个性的重要部分，也有调整脸形的作用，使用眉笔或眉刷时要注意沿着眉毛生长方向勾画，遵循前后淡、中间浓、上边浅、下边深的原则，下笔一定要轻，切忌大浓眉。

6. 涂腮红　腮红可以修饰脸颊轮廓，使面色更加红润，富有立体感。涂腮红可用大号粉刷打在脸颊两侧，刷子越大，刷出的颜色越自然。腮红的颜色要与眼影、口红的颜色协调，不宜涂得太浓。脸较宽的人，打腮红从颧骨最高处向斜上方抹向发际，再从颧骨向下晕染；脸较瘦的人，打腮红从颧骨抹向耳边，再上下略做晕染。

7. 涂唇膏　首先，用润唇膏给双唇打底、遮瑕。然后，选择颜色深一些的唇线笔，从上下唇中间位置开始沿着唇线勾勒好唇形。最后，以唇线为边缘由外往内将红色唇膏填满唇线勾勒的部分，并均匀地覆盖整个唇部，上下嘴唇轻抿。个人可根据淡妆、浓妆决定唇膏厚涂或薄涂，若唇膏的颜色太浓，可以在纸巾上轻抿一下。

8. 检查妆容　化妆完毕后，要检查妆容是否不对称、不均匀、不自然或者化花，以便进行及时地清洁、整理、修饰。

9. 修饰指甲　人们经常会在握手、指引、递交名片等礼仪活动中，展示自己的双手。因此，关注面部仪容的同时，手部仪容也非常重要。个人要经常修剪指甲，指甲太长甚至会刮伤他人，指甲的长度不应超过手指指尖。修指甲时，不要忽视指甲沟附近的"倒刺"修剪，不能用牙齿啃咬指甲。爱美女性经常喜欢给自己涂上五颜六色的指甲油，但在社交场合应尽量避免太过浓艳的颜色，指甲油可以选择透明色或者浅色调，增加指甲光泽度。特别要注意的是，不要在任何公共场合修剪指甲，这是不文明、不雅观的举止。

（三）化妆的注意事项

1. 避免当众化妆　经常有女性在公共场所，掏出化妆品来化妆，或者在异性面前化妆，这些都是不恰当的，很容易给人不庄重的印象。如果在外需要化妆，最好去专门的化妆间或卫生间，现在很多商场、机场等公共场所，都为女性设立了化妆区域，方便女性化妆。

2. 不要借用他人化妆品　化妆品都属于私人用品，高度接触个人皮肤，借用他人的化妆品很不卫生，也会给他人造成困扰。

3. 不要使用劣质化妆品　购买化妆品要谨慎，一定要选择有品牌的合格商品，切忌使用伪劣化妆品。长期使用不仅伤害个人皮肤，还会伤害身体。

4. 时刻保持妆容完整　女性化妆，经常会因为皮肤容易出油、出汗、潮湿或化妆品质量较差，出现晕妆或脱妆现象。所以在用餐、饮水、休息、出汗之后，要及时检查妆容是否完整。特别是眼妆与唇妆，眼妆很容易出现晕妆，看上去像"熊猫眼"，给他人留下十分不好的印象。唇妆也会因为吃东西、喝水等引起掉妆现象，影响整体妆容。建议随身携带小镜子和棉签，及时清理残妆并为自己补妆，但注意不要在公共场所进行妆容整理。

📖 **任务二　服装配饰**

PPT

随着社会的不断发展，个人形象越来越受到人们的关注和追求。良好的形象不仅能提升人的外在气质，同时还能提高内在的自信。据调查显示，人与人之间沟通所产生的磁场，7%来自语言，38%来自举止，55%来自形象（着装）。俗话说"人靠衣裳马靠鞍"，服装搭配影响着每个人的生活、职业及社交等。

一、服饰穿搭原则

"TPO"原则是目前国际上公认的着装原则，指出服饰穿搭应该依据不同的时间（time）、地点（place）、目的（object）或场合进行合理搭配，即着装要符合着装人的身份，考虑身处场合和时间，根据交往的目的、内容和对象，在充分体现个性气质的基础上恰当选择服装，并强调男士、女士的着装注意事项及要点。

（一）时间原则

"T"代表时间，其中包括三层含义：①每日昼夜的变化；②每年四季的更替；③时代之间的差异。

1. 昼夜变化　白天工作时，女士应穿着较正式的套装，以体现职业性和专业性；晚上居家时则以方便、舒适的衣着为主。但如果是出席宴请、看音乐剧、舞会等，则必须穿着正式。女士服饰可多加一些修饰，如戴上有光泽的佩饰、穿高跟鞋、围一条漂亮的丝巾等，因为人们会对晚间活动的服饰给予更多的关注和重视。

2. 四季更替　四季变更，对着装的心理、生埋都会产生影响。夏天服饰应简洁大方，颜色宜以浅色为主，给人以凉爽的感觉，切忌穿得太少太露。冬季服饰应保暖而轻快，款式以简练为原则，冬季颜色单调，可穿着色彩亮丽的服装，这样看上去更加有活力。切忌为了寻求美丽穿着过于单薄，因寒冷而面色发青，甚至出于本能地缩肩拘背，反而适得其反，毫无美感与气质。

3. 顺应时代　着装要顺应时代的潮流和趋势，过分落伍或过分新奇超前虽然能吸引大家"关注"，但也会与公众产生距离感，并不是合适的选择。

（二）地点原则

不同地点有不同的穿着原则，在公园穿一双高跟鞋游玩，在正式的会议室穿一双凉拖鞋，都不合时宜。一般在公司，穿职业套装会显得专业。当然并不是所有公司都适合穿职业装，如果一家设计公司，所有设计师都中规中矩地穿同样的制服，顾客也许会觉得这家公司缺少创意和设计感。在娱乐、购物、观光等场合，可穿着休闲舒适，如牛仔服、休闲服、运动服等。在商务办公场所穿着应较正式，适合穿制服、套装、套裙以及连衣裙，带给人职业与精神的面貌。在教堂或寺庙等场所，适合穿着较为朴素得体，不能穿过露或过短的服装。

（三）目的或场合原则

虽然每个人着装都有不同色彩和风格特点，但针对不同场合，其大方向是一致的，仍然有共性可循。

1. 职业场合　可以分为严肃职场和一般职场。严肃职场指重要会议、商务谈判、顾客会谈等正式场合；一般职场指一般工作场合，气氛较为轻松，介于职业与休闲之间。

严肃职场与之匹配的是庄重大方的衣着，女装风格要把握一个"中"字，既不要太时髦，也不要太保守；既不要太特别，色彩也不要过于鲜艳，以中纯度、中明度、弱对比为佳，注重服装品质。男装则更注重着装品质、风格、搭配。如：与顾客会谈、参加正式会议等，男性应穿西服、毛料中山服或职业制服，女性则可穿套装、套裙、职业装等。

一般职场气氛开放、友好、互相尊重，着装可选择商务休闲款式，如风衣、夹克、休闲衬衣等，端庄与休闲兼具。

2. 休闲场合 在这个场合，色彩可丰富、风格多样、个性突出。采用自己的最佳色彩及最佳风格相互搭配，以展现自己的独特个性再合适不过了。如能依据自身特征将流行色及流行风格融入衣着搭配中，则会更加出色。

3. 社交礼仪场合 在社交场合，个人服饰要与所参加的场合环境相匹配。无论是音乐会、宴请，还是婚礼等场合，个人的服饰一定要和周围环境保持和谐相称，否则就会显得格格不入。

（1）参加音乐会 音乐会是非常优雅的文艺活动，所以赴音乐会的着装要求比较正式，女士可以穿小礼服或套装裙，男士可以穿西装或者较为正式的着装。一定不能穿着随便，很多音乐会礼堂都禁止穿背心和拖鞋。

（2）参加宴会 男士一般穿西装，女士建议穿过膝长裙，超短裙、无袖式或者背带连衣裙只适合居家或度假，参加宴请穿比较失礼。在商务活动中，要注意领边、肩头、袖口处不能使内衣外现。穿裙子要穿长丝袜，袜口切忌露在裙摆之下。在中国，女士参加宴会着装除了选择礼服还会穿旗袍，因为旗袍非常适合中国人的体型和气质。穿旗袍时，鞋子、饰物要配套，应当戴金、银、珍珠、玛瑙材质的项链、耳坠、胸花等，宜穿与旗袍颜色相同或相近的高跟或半高跟皮鞋。

（3）参加舞会 应该穿裙子和舞鞋，最好不要穿得太暴露，并且穿好底裤，以免在现场出现走光的现象，非常不雅观。

（4）参加婚礼和葬礼 这样特殊的场合也有特别的着装禁忌。参加葬礼原则上只能穿黑色或者深灰色的正装，以表示对死者和死者家属的尊重，切忌穿鲜艳的衣服和款式过于新潮或者暴露的衣服。

（5）参加婚礼 穿着喜庆和漂亮，但是一定不能穿白色的纱裙以免和新娘撞衫，而国内的婚礼往往中西合璧，因此也要避免穿大红色的衣服，其他的颜色和款式漂亮的衣服都可以，但切忌喧宾夺主。男士以西服为主。

你知道吗

服装色彩搭配小技巧

恰到好处地运用服装的色彩，不仅可以起到修正、掩饰身材不足的作用，还可以突出个人的优点。

服装的色彩搭配分为两大类：对比色搭配、协调色搭配。

1. 对比色搭配

（1）强烈色配合 两个相隔较远的颜色相配，如黄色与紫色，红色与青绿色，这种配色比较强烈。在进行服饰色彩搭配时应先衡量一下，你是为了突出哪个部分的衣饰。

（2）补色配合　两个相对的颜色相配合，如红与绿、青与橙、黑与白等，补色相配能形成鲜明的对比，有时会收到较好的效果。

2. 协调色搭配

（1）同类色搭配　深浅、明暗不同的两种同一类颜色相配，比如青配天蓝、墨绿配浅绿、咖啡配米色、深红配浅红等，会显得柔和文雅。

（2）近似色相配　两个比较接近的颜色相配，如红色与橙红或紫红相配，黄色与草绿色或橙黄色相配等。不是每个人穿绿色都能穿得很好看的，绿色和嫩黄的搭配，给人一种很春天的感觉，整体感觉非常素雅，淑女味道不经意间流露出来。

二、男士着装礼仪

人与人之间的交往第一印象非常重要，一旦第一印象造成负面影响，要改变非常不容易。着装礼仪是沟通的非语言重要手段，也是形成第一印象的重要影响因素，深受商务人士重视。而西装则是男士商务着装的首选，它能体现个人素养和对沟通对象的尊重与重视。在西方，重要的节日、婚礼、葬礼和观看演出，都需要穿正装和礼服出席，对于男士，所谓的正装主要就是指西装，这与中国的传统礼仪有所区别。在中国现代社会，西装也成为商务场合，提升男士身材和职业形象的首选着装。

（一）商务着装原则

1. 社交礼仪　在实际商务活动中，男士穿着要符合整体、个性、协调原则，合乎社交场合的穿着，是男士社交礼仪的重要表现。

2. 文明与修养　男士着装应整洁，着装体现出积极向上的精神面貌。衣着的整洁、庄重，除了体现对相互交往的重视程度，还显示出个人的文明与修养水平。

3. 文化与个性　服装的穿着能体现个人的自我个性，个人着装时应根据年龄、身份、地位、职业与社会生活环境，来确定服装款式、面料、色彩与装饰物。与个性和谐一致的着装，在交际活动中能充分展示个人的礼仪风范，也是民族和文化的个性反映。

4. 涉外交流　在国际交流中，着装的和谐性是最高原则，着装要与场合和谐。在特定的礼节性场合，如正规的会议、重要接待、谈判、典礼等，应穿礼服或深色西装。在正式场合穿西装时必须打领带，着装还要与形体和谐，与装饰和谐。

（二）西装穿着礼仪

1. 西装的套件　西装有单件上装和套装之分。非正式场合，可穿单件上装配以各种休闲西裤或牛仔裤等；半正式场合，应着套装，可视场合气氛在服装的色彩、图案上选择，如图案可选择格子、条纹等，颜色可选择白色、卡其色等；正式场合，则必须穿颜色素雅的套装，以藏蓝色、灰色、黑色为宜。西装的穿着十分讲究，男士必须注意相关细节，如图 2-2 所示。

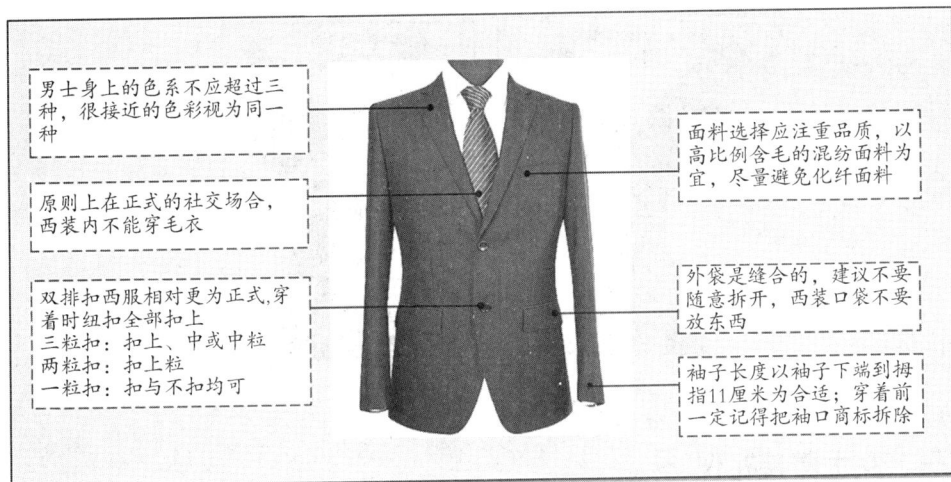

男士身上的色系不应超过三种，很接近的色彩视为同一种

面料选择应注重品质，以高比例含毛的混纺面料为宜，尽量避免化纤面料

原则上在正式的社交场合，西装内不能穿毛衣

双排扣西服相对更为正式，穿着时纽扣全部扣上
三粒扣：扣上、中或中粒
两粒扣：扣上粒
一粒扣：扣与不扣均可

外袋是缝合的，建议不要随意拆开，西装口袋不要放东西

袖子长度以袖子下端到拇指11厘米为合适；穿着前一定记得把袖口商标拆除

图2-2　西装穿着细节图

2. 衬衫　西装的固定搭配，讲究挺括、干净、无皱褶，尤其是领口衬衣袖子应以抬手时比西装衣袖长出 2 厘米左右为宜，领子应略高于西服领 1.5 厘米，下摆要塞进西裤。不系领带，可不扣领口，衬衣内忌穿内衣。衬衣的颜色宜选用白色、蓝色、灰色等。

3. 领带　西装的"灵魂"，在正式场合一般都会系领带，领带的材质以丝为佳，其次为羊毛或亚麻，化纤为次；领带长度一般到皮带扣处，若使用领带夹，以夹在衬衫的第 4 粒纽扣处为宜；领带的色彩要与西装搭配，深浅色相宜，冷暖色相适。肤色较暗的男士，可选择浅色领带，不适合黄色；肤色较白的男士，可以选择深色或较为艳丽的颜色。夏天领带的颜色适合以冷色调为主，暖色调为辅，给人以清爽感觉。秋、冬季节领带的颜色适合以暖色为主，如酒红、咖啡色等，给人以温暖的感觉。领带的系法有很多种，最常见的有温莎结、半温莎结、平结、普瑞特结等，如图 2-3 所示。

4. 皮鞋　穿西装的固定搭配，颜色要与西装相配套。正式的西装，适合搭配简单款式的皮鞋，黑色皮鞋最佳。休闲西装可以搭配较休闲的款式，颜色可选择白色、浅灰色、米黄色；蓝色西装则可选择棕色、咖啡色等亮色调。

5. 袜子　穿皮鞋还要配上合适的袜子，可在西装与皮鞋之间起到一种过渡作用，切忌黑皮鞋配白袜子，或者穿颜色过于艳丽花哨的袜子。

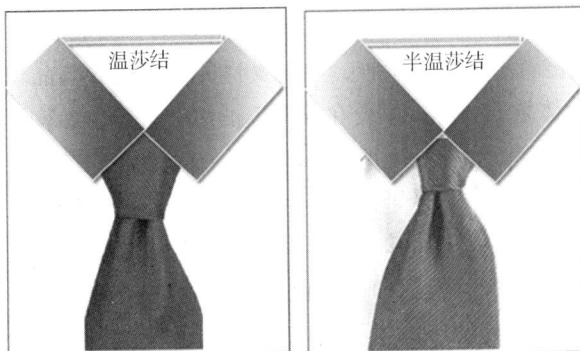

温莎结　　半温莎结

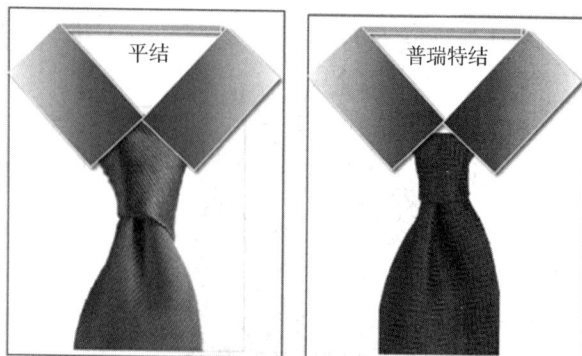

图 2 - 3　领带常用系法

三、女士着装礼仪 微课

女士着装礼仪，不仅仅是穿衣服，还需要根据不同的时间、场合、目的对服装进行精心的选择、搭配和组合。在任何场合，注重个人着装都能增加交际魅力，给人留下良好的印象。同时，注意着装也是每个事业成功者的基本素养。

（一）着装原则

1. 时间原则　女士的着装应因时间而变换，白天工作时间，可以穿正式的职业套装，体现专业性；晚上出席宴会、舞会等社交活动，可以多加一些修饰，如丝巾、富有光泽的配饰、精致的高跟鞋等。

2. 场合原则　商务活动，如与顾客接洽、商务谈判、出席重要会议等，衣着要整洁而端正，颜色以黑、灰、藏青、卡其色等为宜；出席正式宴会、舞会、剧院时，应按惯例着正装；朋友聚会等休闲场合，着装应轻便舒适。休闲场合穿正式的礼服或套装，会使人感觉比较拘谨，显得格格不入。同样的，如果以便装出席正式宴会，不但对宴会主人不尊重，也会将自己置于尴尬的境地。

3. 地点原则　将生活与工作区分开来，在家可以穿较为随意的家居服饰；但在工作场所，穿职业套装会显得专业；外出时要顾及当地的传统和风俗习惯，如去教堂或寺庙等场所，不能穿过露或过短的服装。

（二）着装及礼仪

正式的商务场合，女性的最佳着装选择是西装套裙。西装套裤、连衣裙、旗袍等也可以选择，关键是要简洁大方、素雅，体现女性的良好修养与品位。

1. 西装套裙　大体款式一样，主要在衣领、袖口、衣摆、下装开叉等细微处风格不一。西装套裙的面料以纯毛、羊绒、亚麻、真丝为佳，高织棉、混纺面料尚可。颜色以冷色调为主，主要颜色有黑、藏青、银灰、褐色等，颜色单一，花色以精致方格、暗纹为主。

请你想一想

毕业生去面试，要注意哪些着装礼仪呢？

2. 衬衫　西装套裙内里一般搭配衬衫，衬衫的颜色根据西装颜色进行搭配，主要以浅色系为主。丝绸是最好的衬衫面料，但是干洗起来可能会贵一些。另一种选择就是纯棉，但要注意衣服穿前要熨烫平整。

3. 皮鞋 黑色高跟鞋是西装套裙的最佳搭配，鞋跟不宜太高或平跟，建议高度为 3 ~ 4 厘米。正式的场合不要穿凉鞋或露脚趾头的鞋子，鞋的颜色应与下装颜色一致或再深一些。

4. 袜子 商务礼仪中要求女士穿裙子，应当配长筒丝袜或连裤袜，颜色以肉色、黑色为主，切忌选择蕾丝或者艳丽颜色的丝袜。女士穿丝袜时需注意，袜口不能露在裙摆外边，不要穿带图案的袜子，不要在公众场合整理自己的丝袜。由于丝袜经常出现拉丝现象，应随身携带一双备用的丝袜，以防万一。

四、饰品佩戴礼仪

服装的饰品包括首饰和配饰。首饰包括项链、耳饰、戒指、手镯、胸针等；配饰包括包、帽子、丝巾、手套等。商务场合，饰品讲究精致与协调，一般不能超过三件。适宜的饰品佩戴，是个人内涵与品位的体现。

1. 戒指 一般佩戴在左手，正式场合只戴一枚。戒指不仅是首饰，其佩戴也能传达特定的信息，国际上比较流行的佩戴含义如图 2 - 4 所示。

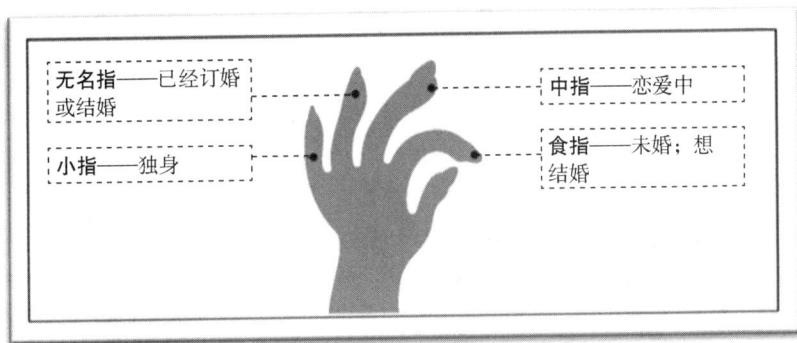

图 2 - 4 戒指佩戴的含义

2. 项链 应以不妨碍工作为最基本的佩戴原则，工作场合应尽量避免过长的坠子或项链，以防被钩在各种边角处，不但会降低自己的工作效率，也会给他人带来麻烦。项链的选择要考虑自身体型，脖子较短者，建议不宜戴多串式项链，细长粒小的项链更合适；脖子细长者，可佩戴多串式或贴颈项链。

3. 耳饰 有耳环、耳钉、耳坠、耳扣等不同款式。耳饰的选择与服装协调，并兼顾脸型。圆形脸建议佩戴体积较小、形状细长的耳饰；长形脸建议选择宽大的耳饰，避免长、垂的耳饰。正式场合佩戴耳饰要避免发亮、发光、发声。

4. 丝巾 女性丝巾颜色各异，图案丰富，款式繁多。丝巾用于搭配服装，能起到很好的画龙点睛的作用。因此，丝巾的选择要考虑自身肤色、年龄、着装、场合等因素。

任务三 仪态万千

PPT

仪态，也叫仪姿、姿态，指人体呈现的各种姿态，包括站姿、坐姿、行姿、蹲姿、手势和面部表情，举手投足是个人涵养的一面镜子，传递着个人的精神状态和内在修养。因此，在人际沟通中，人们根据个人的仪态，来判断其品格、学识、能力和其他方面的修养程度。

一、站姿礼仪

（一）基本要领

1. 头部 站立时保持抬头，眼睛平视前方，下颌微收，嘴唇微闭，面带微笑。

2. 躯干 身体立直，双肩放平，挺胸收腹，提臀。双臂自然垂于身体两侧，手指自然弯曲。女性也可以选择右手搭在左手上，贴在腹部。

3. 双腿 站立要保持两腿直立，男士可根据不同场合选择适当的站姿，主要包括双脚并拢、平行分开略窄于肩、呈"V"字形三种姿势，如图2-5所示。女士则可以选择双脚并拢、呈"V"字形及"丁"字步三种姿势，如图2-6所示。

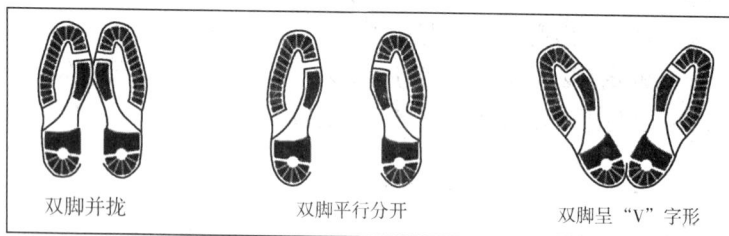

双脚并拢　　双脚平行分开　　双脚呈"V"字形

图2-5 男士站姿脚部姿势

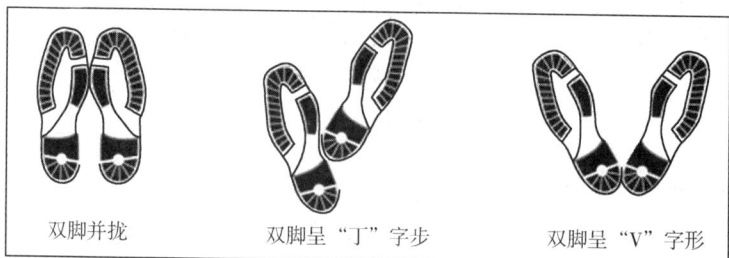

双脚并拢　　双脚呈"丁"字步　　双脚呈"V"字形

图2-6 女士站姿脚部姿势

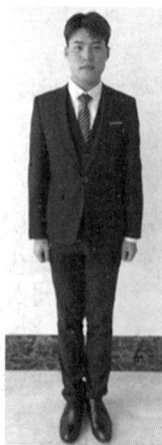

图2-7 男士侧放式站姿

不管哪种站姿，都要求"站如松"，即站立挺拔笔直。男性应刚劲挺拔；女性应亭亭玉立。

（二）男士站姿类型

男士的站姿根据手放的位置不同，分为侧放式、前放式和后背式站姿，具体动作要领如下。

1. 侧放式站姿 头正身直，双眼目视前方，下颌微收，收腹、立腰、挺胸、提臀。男性双手自然垂放于裤缝两侧，虎口向前，手指轻微弯曲呈半握拳。双腿并拢，紧靠脚跟呈"V"字形（45°左右），如图2-7所示。该站姿适合于升国旗、奏国歌、接受奖品、接见、致悼词等庄严的仪式场合。

2. 前放式站姿 头正身直，双眼目视前方，下颌微收，收腹、立腰、挺胸、提臀，双脚分开，与肩同宽，如图 2 - 8 所示。该站姿适合门迎、侍应人员等使用。

3. 后背式站姿 身体直立，双手轻握放于后背腰部左右位置，双脚平行分开，略窄于肩，如图2 - 9 所示。

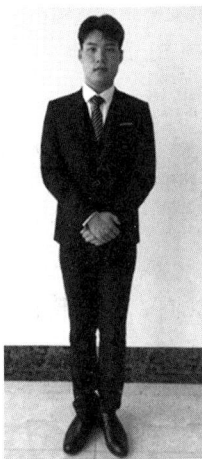

图 2 - 8　男士前放式站姿

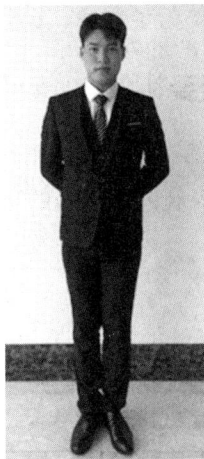

图 2 - 9　男士后背式站姿

（三）女士站姿类型

1. 前腹式站姿 头正身直，双眼目视前方，下颌微收，收腹、立腰、挺胸、提臀。右手自然搭于左手上贴于腹部，双臂微弯，切忌贴于身体和含胸，否则容易让人产生"肚子疼"的错觉。双腿并拢，脚跟紧靠，双脚呈"V"字形张开。该站姿适合门迎、侍应人员等使用，如图 2 - 10 所示。

2. "丁"字步站姿 抬头挺胸提臀，双臂微弯，右手在上，双手自然交握于腹前，置于肚脐位置上。一只脚在前，将脚跟置于另一只脚窝处，脚尖朝外展开，呈"丁"字形，所以叫"丁"字步，如图 2 - 11 所示。该站姿适用于商业服务、主持文艺活动、礼仪活动等场合。

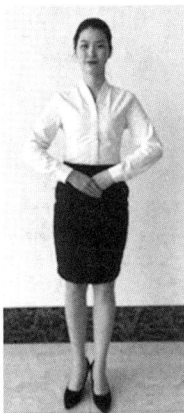

图 2 - 10　女士前腹式站姿

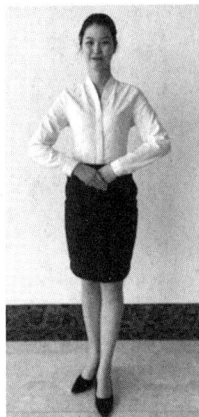

图 2 - 11　女士"丁"字步站姿

（四）不良及禁忌站姿

（1）正式场合站立时，不可双手插在裤袋里，斜靠在墙上或其他物体上。

（2）不可双手交叉抱在胸前，容易给人傲慢的印象。

（3）女士站立切忌两腿叉开或者不断抖动双腿。

（4）不要为了舒适，在公关场所把鞋子半脱或全脱。

二、坐姿礼仪

坐姿是商务场景中运用得最多的姿势，在学习、会议、交谈、办公等场合都能展现个人坐姿，规范而优美的坐姿，给人成熟、稳重的感觉。

（一）男士坐姿类型

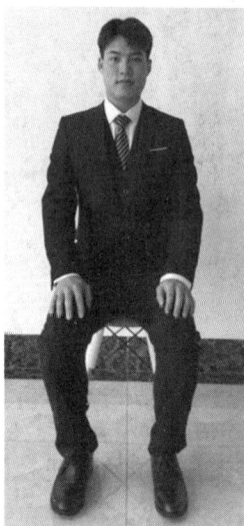

图 2-12　男士正坐式坐姿

1. 正坐式坐姿　上身挺直，坐满椅面的 2/3 处，大腿与小腿成 90°，小腿离椅子的边缘约一拳之宽。双腿平行，略窄于肩，双脚平放于地面，双手平放在大腿上，如图 2-12 所示。

2. 交叉式坐姿　上身直立，双手放于大腿上，但不要放到膝盖上，因为这可能会将客人的注意力从你的面部转移到膝盖处。男士交叉腿时，双脚脚踝部分自然小交叉，往前停放在椅前，或曲放在椅下。双腿宽度在双肩宽度之内，且双脚朝向一致，如图 2-13 所示。

3. 重叠式坐姿　上身挺拔，双手放于扶手或大腿上。左小腿垂直于地面，右腿重叠在上，右小腿向里收，可交换叠坐。脚尖朝下压，切忌脚尖翘起脚尖或脚底面对人，如图 2-14 所示。

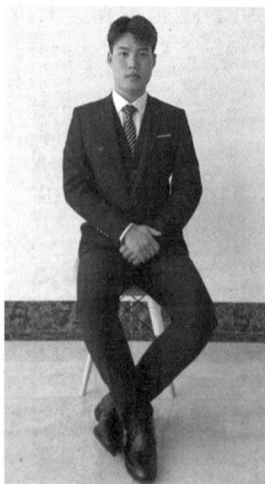

图 2-13　男士交叉式坐姿

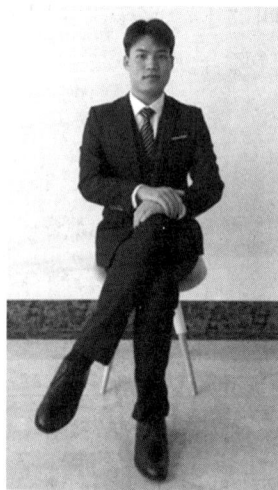

图 2-14　男士重叠式坐姿

（二）女士坐姿类型

女士的坐姿要求上身挺直，嘴唇微闭，面带微笑，下颌微收，坐满椅面 2/3 处。根据脚位的不同，分为以下几种类型。

1. 正坐式坐姿 上身挺直，双腿、双脚并拢，双手自然叠放在大腿靠近大腿根部的位置，如图 2-15 所示。

2. 曲直式坐姿 双腿并拢，左脚向前伸，右脚屈后，两脚脚掌着地，前后要保持在一条直线上，这是一种比较舒服的姿势，适于放松状态，如图 2-16 所示。

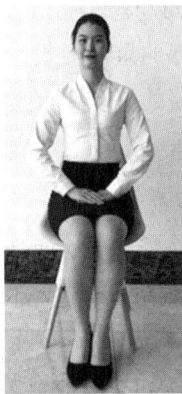

图 2-15　女士正坐式坐姿

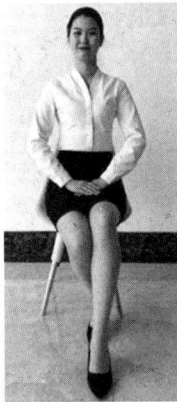

图 2-16　女士曲直式坐姿

3. 斜放式坐姿 双腿并拢，同时与地面成45°，朝左或朝右斜放，脚跟内收，不露鞋底。身体一定要保持直立，不要跟着腿部倾斜歪曲。坐低于膝盖高度座位，不适合双腿垂直放置时，可采用斜放式坐姿，特别是坐在沙发上，如图 2-17 所示。

4. 重叠式坐姿 右腿重叠在左腿上，使脚背和小腿在一个平面上，脚尖下压，禁止露出鞋跟。双手自然交握，放于大腿上，如图 2-18 所示。

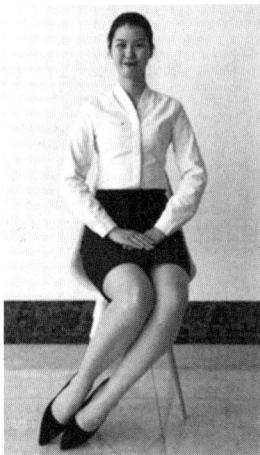

图 2-17　女士斜放式坐姿

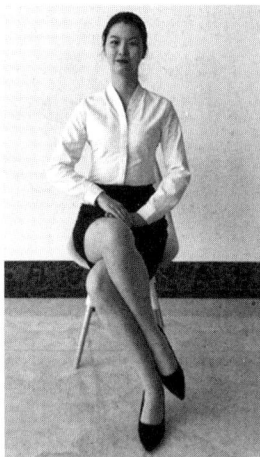

图 2-18　女士重叠式坐姿

（三）不良及禁忌坐姿

（1）女士就座要优雅，穿裙子就座前，要先将裙摆轻拢，缓慢坐下。

（2）坐椅子时，不要坐满，坐到椅面的1/2或2/3即可。

（3）就座时切忌东摇西摆，翘起凳子，甚至把脚伸到他人的座位上。

（4）在公共场所不宜翘"大二郎腿"和脚尖不断抖动，如图2-19所示。

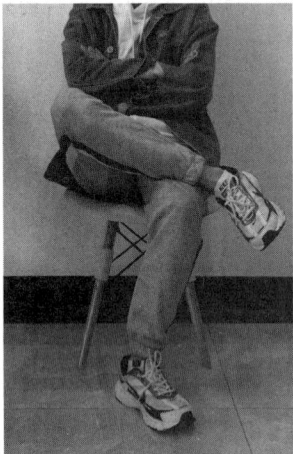

图2-19　大二郎腿

三、行姿礼仪

行姿是人体在行走时的动态姿势，是站姿的延续。行姿是展示自己气质与修养的重要形式，动作优美、轻盈，则能给人以美感。行姿的总体要求是姿势优美、身体协调、步伐有节奏感、重心平稳。

（一）基本要领

1. 头部　抬头，目光注视前方，面带微笑，下颌微收。走路时不要摇头晃脑，或左右摇摆头部。

2. 躯干　上身笔直，两肩相平，吸气收腹，手与脚协调摆动。切忌大幅度摆动手臂、弯腰驼背。臀部、腰部摆动要自然，不要幅度过大。

3. 双腿　男士两脚跟交替前行在一条线上；女士两脚踏在一条直线上，称为"一字步"。女士穿高跟鞋走路时，尽量避免发出声响，特别是在人多、安静的正式场合，高跟鞋的"嗒嗒"声会干扰他人。

（二）注意事项

1. 陪同引导行姿　在商务接待时，若两人并排行走，引导人员应该走在客人左侧；若多人先后行走，引导人员应走在客人左前方。行走的速度不宜太快也不宜太慢，要顾及客人的步调。

2. 上下楼梯行姿　在上下楼梯时，注意"右上右下"原则。女士穿短裙上下楼梯时，可让女士走在后面和楼梯扶手边，避免"走光"。

四、蹲姿礼仪

在日常生活中东西掉了，人们一般习惯弯腰或蹲下将其捡起，但下蹲也有其基本要领和禁忌行为，需要引起注意。

（一）基本要领

下蹲时，头、上身、臀在一条直线上；从容、大方，双腿合力支撑身体，以免倾倒；一脚在前，一脚在后，臀部向下，女士两腿紧靠，男士可适当地将其分开。

（二）蹲姿类型

1. 高低式蹲姿　下蹲时，双膝一前一后，一高一低。左脚向前跨出一小步，右脚向后移一小步，臀部向下。左腿弯曲，小腿与地面垂直；右腿脚掌着地，脚跟提起，膝盖下压低于左膝。该姿势既方便又优雅，适合服务人员。

2. 交叉式蹲姿 下蹲时，右脚在前，左脚在后，右小腿垂直于地面，全脚着地，左腿在右腿下交叉重叠。左膝从后下方伸向右侧，左脚跟抬起脚尖着地。两腿前后靠紧，身体略微前倾，臀部向下，合力支撑身体，切忌左摇右晃重心不稳。

（三）不良及禁忌蹲姿

（1）行走时突然蹲下，无论是从礼仪还是安全的角度都不适宜。如后面的行人没有注意，很可能有被绊倒的危险，也容易给他人留下不够稳重的印象。

（2）蹲下时要找准方位，不宜正面或背对他人蹲下。在他人身边下蹲时，特别是服务对象，一定要与之侧身相对，以示礼貌与尊重。

五、手势礼仪

手势是传情达意的工具与手段，是富有表现力的体态语言。商务人员的手势，能够帮助个人发出信息，增强情感的传达力度。恰当地运用手势传情达意，能够提升个人社交形象，为促进商务沟通添光加彩。

（一）常用手势

1. 引导手势 在会议、宴请、客人来访时，为了显示东道主对客人的热情与周到，主人一般会自己或安排专人负责将客人引导到指定地方或座位。引导时，引导者应走在客人左前方，保持 2～3 步距离。路过关闭门，如果是内推门，则引导者先推门进入，宾客后进；如果是外拉门，则宾客先进，引导者后进。不同的引导手势代表的引导意思也不尽相同，常见的引导手势如下。

（1）**横摆式手势** 身体向前微倾，指尖指示前行方向，配合视线注视目标方向，观察顾客会意后再继续前行，该姿势可表示"请""请进"，如图 2－20 所示。双臂张开，则表示"大家请"。

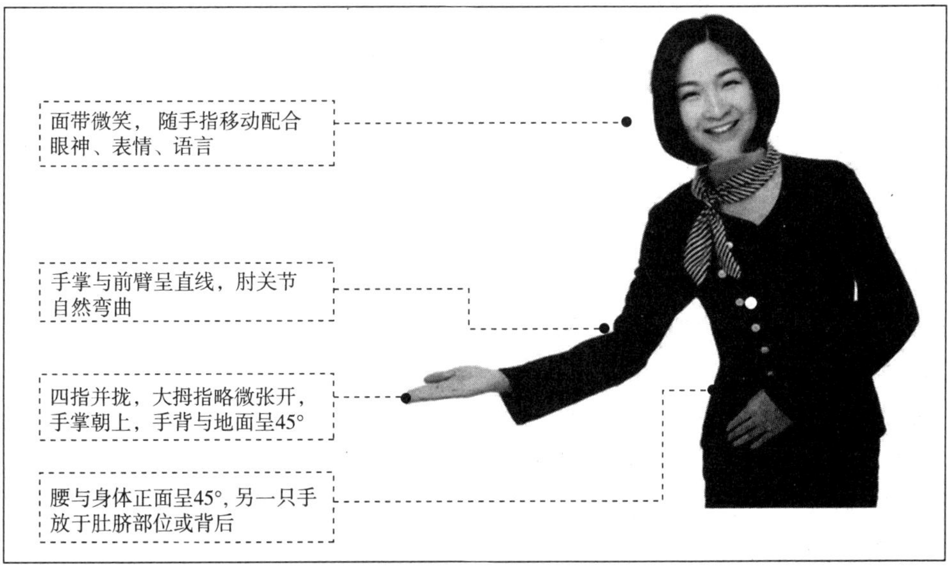

面带微笑，随手指移动配合眼神、表情、语言

手掌与前臂呈直线，肘关节自然弯曲

四指并拢，大拇指略微张开，手掌朝上，手背与地面呈45°

腰与身体正面呈45°，另一只手放于肚脐部位或背后

图 2－20 横摆式手势

（2）直臂式手势　手臂向前方伸出，指尖指向前方，抬臂高于肩，该姿势适用于指示物品、地址所在。

（3）斜臂式手势　手臂由上向下斜伸向指示物，适用于请人入座。

2. 致意手势　致意是短距离的无声问候。在社交场合中，与相识对象会面，但因为距离（2～5米）或场合不适合面对面寒暄与沟通时，为了显示尊重、友好的问候礼节，国际上常采用招手致意、欠身致意、脱帽致意等形式表达友善之意。举手致意时，应面向致意对象，由下而上向侧上方伸出掌心，定格1～2秒，不要向挥手道别手势一样左右摆动，手臂可轻微弯曲或全部伸直。

3. 道别手势　挥手道别时，要做到：身体站直、目视对方、手臂前伸、掌心向外、左右挥动。

4. 鼓掌　用右手掌轻击左手掌，表示喝彩或欢迎。掌心向上的手势表示诚意、尊重他人，掌心向下的手势意味着不够坦诚、缺乏诚意等。

5. 递接物品手势　以双手为宜，在不能用双手的情况下，尽量采用右手接递物品。

（二）不良及禁忌手势

（1）不同国家、地域的手势，表达方式和含义不一定相同，使用前一定要清楚这个国家或地域对手势的使用情况。

（2）手势虽然能够帮助商务人员增强表达能力，但使用频次不宜太多。在与人交流的过程中，手势太多会分散谈话对象注意力，在一定程度上对沟通造成影响。

（3）在与人交谈的过程中，不管是否熟识，都不能用手指指点他人，该行为容易让对方产生排斥感，是非常不礼貌的行为。

（4）在引导的过程中，应手心朝上，切忌掌心朝下，给人以命令的错觉。

你知道吗＿＿＿＿＿＿＿＿＿＿＿＿＿＿＿＿

相同的手势，不同的含义

在不同国家，相同的手势，代表的意义却不一定一样。

1. "OK"手势

美国：好的。

日本：钱。

巴西：是一种粗鲁的手势。比如美国前总统理查德·尼克松就犯过重大的错误，尼克松在访问巴西的时候对着人群展现了这个手势，结果却得到了嘘声的回应。

2. "V"手势

美国：和平。它也用来表示胜利。

中国、日本、韩国、泰国：拍照时摆出的可爱姿势。

英国、南非、澳大利亚、新西兰、爱尔兰：做同样的手势时，手背朝外是一种侮辱。

3. 竖起大拇指

中国：很棒！

美国：很好。它也用于搭便车。

伊拉克、伊朗：是一种侮辱性质的手势，和许多国家竖中指的意义类似。

六、面部表情礼仪

人的内心活动，较多以面部表情来表现。组成面部表情的各个器官，一般是相互协调的一个整体。商务人员应该管理好个人面部表情，并学会解读他人面部表情。

（一）眼神礼仪

眼神最能反映个人内心世界，读懂他人眼神，能够帮助商务人员了解对方的内心世界。眼神注视的时间、角度及部位，能帮助我们看到他人的想法，具体方法如下。

1. 注视的部位　对于不太熟悉的人，特别是陌生人，长时间凝视会被对方视为一种无礼行为。通常，注视对方额头，属于公务型注视，适合短暂的注视；注视对方眼睛，属于关注型注视；关注对方眼睛至唇部，属于社交型注视；注视对方眼睛到胸部，属于亲密型注视。

2. 注视的角度　分为平视、斜视、俯视，一般采用平视对方，表示平等。斜视与俯视都容易让交谈对象觉得失礼或被轻视。因此，与人交谈时，目光应正视对方的眼、鼻三角区，以示尊重；当对方沉默不语时，不要盯着对方，容易造成尴尬的气氛。

3. 注视的时间　应保持在 30%～60%，这叫"社交注视"。超过整个交谈时间的60%，属于超时型注视，一般会使人感到失礼和不自在；眼睛注视对方的时间低于整个交谈时间的 30%，属于低时型注视，一般也是失礼的，表明自卑或者对交谈对象不关注。

4. 眼睛的转动　不要太快也不要太慢，眼睛转动稍快表示聪明、有活力，但太快则给人不诚实、不成熟及轻浮的感觉；但眼睛也不能转得太慢，让人觉得是"死鱼眼睛"，目光呆滞。

（二）微笑礼仪

法国作家雨果说："笑就是阳光，它能消除人们脸上的冬色。"微笑是人与人之间的表达方式，代表内心的快乐、愉悦与幸福。微笑是全球的"通行证"，不分国家、种族或宗教，是世界各地情感沟通的手段。

微笑是发自内心的表情，如果只是为了微笑而笑，很可能表现出"假笑""苦笑""皮笑肉不笑"。微笑要做到嘴与眼相结合，不仅嘴要微微上扬，眼神也要传达笑意。笑意与语言都是传播信息的重要"语言"，注意微笑与语言相结合，方能声情并茂；微笑时不能只一味地笑，需要辅助适宜的举止和恰当的言语，笑意与举止相结合，才能笑得大方、自然，深入人心。

商务形象的设计并不仅仅是仪容的修饰和服装的搭配，还包括仪态的修养。性别、五官、头发等身体基本特征是与生俱来的，通过商务形象的设计与管理，能够帮助商务人士找到最合适的服饰颜色、款式、搭配方式，以及各种场合用色和最佳妆容用色、染发色等，为人们建立良好与和谐的个人商务形象。

能力训练一

（一）训练目的

能运用服饰"TPO"原则，根据不同角色与场合，选择恰当的服装。

（二）训练内容

教师根据性别分别准备6~8套不同类型的服装图片，请学生根据不同角色和场合选择恰当的服装。

场合	角色	选择服饰
药厂酒店招商会	接待员	
医药公司社区产品推广	销售员	
零售药店卖场	店长	
医药企业年终酒会	职员	
邀请客户听演奏会	客户代表	
同学聚会	本人	
下班后同事聚餐	职员	

（三）能力要求

1. 能够根据不同场选择适当的服饰。

2. 能够清晰地分析选择服饰的理由及不良禁忌。

能力训练二

（一）训练目的

掌握站姿的基本要领。

（二）训练内容

以组为单位，紧贴墙面站立，头顶平放一本书，并保持平衡，1分钟内书本不掉落。教师、同学分别进行观摩与点评。

（三）能力要求

1. 双腿并拢，背部贴于墙面，上身和颈部挺直，下颌微收，目视前方。

2. 男生可选用侧放式、前放式站姿，女生可选择前腹式、"丁"字步站姿，要求手位、脚位摆放正确。

能力训练三

（一）训练目的

掌握坐姿的基本要领。

（二）训练内容

以组为单位，练习不同类型的坐姿。每组同学站于椅子左侧，教师说"请坐"，学生说"谢谢"后优雅落座，并根据音乐变换坐姿。男生为正坐式、交叉式、重叠式坐姿；女生为正坐式、曲直式、斜放式、重叠式坐姿。

（三）能力要求

1. 按照规范的坐姿落座，要求上身挺直，嘴唇微闭，面带微笑，下颌微收，坐满椅面 2/3 处。

2. 根据不同的坐姿，摆放好正确的手位、脚位。

3. 动作速度适中，轻缓稳重。

目标检测

一、选择题

（一）单项选择题

1. 眼睛注视对方的时间低于整个交谈时间的 30%，属于（　　　）。

    A. 自卑　　　　　B. 无视　　　　　C. 低时型注视　　　　D. 漠视型注视

2. "V"手势，在（　　　）是一种侮辱性质的手势。

    A. 中国　　　　　B. 美国　　　　　C. 伊拉克　　　　　D. 英国

3. 男士以短发为主，头发前不过额、侧不过耳、后不过（　　　）。

    A. 肩　　　　　　B. 背　　　　　　C. 耳　　　　　　　D. 衣领

4. 女士在商业服务、主持文艺活动、礼仪活动中，双脚呈（　　　）姿势站立。

    A. "丁"字形　　　B. "V"字形　　　C. 双脚平行分开　　D. 随意

5. 戒指的佩戴可以传达特定的信息，如果是一位已婚女士，戒指应该戴在（　　　）。

    A. 小指　　　　　B. 中指　　　　　C. 食指　　　　　　D. 无名指

（二）多项选择题

1. 面部的日常保养步骤可以分为洁面、爽肤、（　　　）。

    A. 眼霜　　　　　B. 精华　　　　　C. 面霜　　　　　　D. 面膜

2. 人的皮肤分为（　　　）三种类型，不同肤质对皮肤的保养方法并不一样，要给予区别对待。

    A. 过敏性　　　　B. 干性　　　　　C. 油性　　　　　　D. 混合性

3. 常见的脸形有（　　　）。

    A. 瓜子形　　　　　B. 圆形　　　　　　　C. 方形　　　　　　　D. 三角形

4. "TPO"原则是目前国际上公认的着装原则，指出服饰穿搭应该依据不同的（　　　）进行合理搭配。

    A. 时间　　　　　　B. 地点　　　　　　　C. 目的　　　　　　　D. 色彩

5. 男士西装适合（　　　）。

    A. 商务谈判　　　　B. 正式会议　　　　　C. 同学聚会　　　　　D. 高尔夫球场

二、思考题

1. 结合本章知识点，请你说一说如何做到真诚的微笑？

2. 手势运用有哪些不良禁忌需要注意？

书网融合……

     e 微课　　　　　　　划重点　　　　　　　自测题

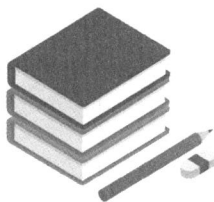

项目三 人际交往与沟通礼仪

学习目标

知识要求

1. **掌握** 称呼、介绍、问候、递接名片的基本会面礼仪。
2. **熟悉** 交谈与倾听的礼仪要点。
3. **了解** 致意相关礼仪及要点。

能力要求

1. 能够根据不同场合，运用合适的称呼、问候；灵活运用各种社交礼仪，解决医药人员商务活动中遇到的各种交往沟通难题。
2. 学会"听"和"说"，塑造良好的职业形象。

岗位情景模拟

情景描述 小刘是某学校 2020 届药学专业的毕业生，已经通过某市级医院面试，即将开始试用期工作，今天准备去拜访医院药剂科的科长分配工作任务。药剂科科长之前给小刘打过电话，小刘没有接听到，事后也没有及时回复。今天，小刘没有预约就直接去了医院，到达医院后，小刘发现药剂科办公室的门只是虚掩，并没有关紧，便直接推门而入了。刚好科长正在接电话，就示意让他坐在沙发上等候。小刘便往沙发上一靠，一边吸烟一边悠闲地环视着办公室，看到茶几上的东西，就直接拿起来看看。科长接电话的时间有点长，小刘在等待的时间里不时地看表，不时地从沙发上站起来在办公室里走来走去，直至科长电话结束。小刘走到科长跟前开始做自我介绍，大肆介绍自己的优点，哪些能做哪些不能做，眼睛也一直四处转，完全没有顾及科长的感受。

讨论 1. 小刘真的能找到自己满意的工作吗？

2. 在这次的拜访中，涉及哪些方面的礼仪？

3. 如果你是小刘，该从哪些方面改进自己的言行呢？

任务一 会面礼仪

PPT

会面是人际交往中的一个重要环节，通过会面能加强彼此之间的沟通与交流，也能促进彼此之间更进一步的互相审视。人际关系可以通过交谈、电话、书面以及非语言沟通等方式协调关系，在商务交往中，特别是初次交往，商务人员能否正确运用交往礼仪、提升自己的职场魅力，已经成为其能否成功的关键因素之一。因此，医药行业商务人员应学会并善于应用不同的沟通方式，把握其中的技巧与艺术，灵活运用相应的会面礼仪，以此获得交往的成功。

一、称呼礼仪

1. 称呼的概念　称呼，指人们在日常交往应酬中采用的称谓语。在人际交往中选择恰当、正确的称呼，能反映自身良好的教养、尊重对方的程度，还能体现出双方关系所达到的程度。

2. 称呼的注意事项　准确、得体地称呼对方，会令人如沐春风，为今后的交往打下良好的基础。否则，可能会令对方不悦，影响双方的关系乃至交际的成功。交际中要注意称呼中的一些禁忌，还要回避一些错误做法，以免失敬于人。

（1）错误的称呼　①误读，即把不认识的字或多音字读错，如将"仇"（qiú）读成（chóu）、将"翟"（zhái）读成（dí）；②误会，即对被称呼对象的年纪、辈分、婚否以及与其他人的关系做出了错误判断，如将未婚妇女称为"夫人"。

（2）不同文化背景的称呼　由于地域及民族文化差异而产生的不同称呼要注意。比如：北京人爱称他人为"师傅"，但是在南方人听来"师傅"等于"出家人"；中国人把配偶称为"爱人"，而外国人则将"爱人"理解为"第三者"或者"情人"。因此要注意避免出现这些错误。

（3）庸俗低级的称呼　有些称呼不适合正式场合，如"哥们儿""美女"，还有逢人就叫绰号类的称呼；也切忌自作主张给对方起绰号，尤其是关系一般者。例如"乡巴佬""北极熊""光头"等。另外，不能拿别人的名字开玩笑，一定要学会尊重别人的名字。

（4）复姓　中国的《百家姓》是一部关于中文姓氏的作品，按文献记载，成文于北宋初。原收集姓氏 411 个，后增补到 504 个，其中单姓 444 个，复姓 60 个。商务人员对复姓称呼时要注意，避免将其拆开来念，如"欧阳先生"不能称作"欧先生"，"司马小姐"不能称为"司小姐"。常见的复姓有"欧阳""司马""上官""西门""诸葛"等。

（5）对已婚女性的称呼　对已婚女性可以称呼"太太""女士""令夫人""夫人"等。

二、介绍礼仪

介，古代传递宾主之言的人。绍，绍继、接续。介绍指相继传话；为人引进或带入新的事物。在商务沟通中，介绍是一个非常重要的环节，能加快彼此间熟悉和了解的速度，消除不必要的误会，为以后的相互合作奠定基础。我们可以毫不夸张地说，人际交往始于介绍。

（一）自我介绍

自我介绍指的是在必要的场合，将自己介绍给其他人，以达到使对方认识自己的目的。它是向别人展示自己的一个重要手段。具有艺术感的自我介绍可以在短时间内将自己最美好的一面和特色展现出来，容易获得他人的好感、理解、帮助和支持，从而有助于今后的生存和发展。

人与人之间的相识相知，大多是从自我介绍开始的。自我介绍是打开社会交往的一把钥匙，能让更多的人了解你，愿意与你认识。因此学会自我介绍，也是走向社会，让事业成功的一门必修课。

1. 自我介绍的方式　当你想让别人认识你或者你想了解对方情况时，可以先进行自我介绍。根据不同使用场合，可将自我介绍的方式分为应酬式、工作式、交流式、礼仪式、问答式五种类型，见表 3 – 1。

表 3 – 1　自我介绍类型

类型	使用场合	介绍内容	举例
应酬式	适用于某些公共场合和一般性的社交场合。介绍的对象是一般接触的交往对象，或属于泛泛之交，或早已熟悉	内容要简洁精练，一般只介绍姓名即可	"您好，我是王娜。""你好，我叫周斌。"
工作式	适用于工作和公务交往	姓名、单位及部门、职务或从事的具体工作	"您好，我叫周斌，是广发大药房的销售经理。"
交流式	适用于非正式场合，或私交时希望能进一步交流时	比较随意，可以介绍自己的姓名、工作、籍贯、学历、兴趣以及与交往对象的某些熟人关系等	"您好，我是周斌，现在广发大药房担任销售经理，我和您的同事王娜是同学，我们俩都毕业于万和药学专科学校。"
礼仪式	适用于一些正规而隆重的场合，比如讲座、报告、演出、庆典、仪式等	姓名、单位、职务等，还可以酌情加入一些适宜的谦辞、敬辞	"各位来宾，大家晚上好！我叫周斌，是广发大药房的销售经理。我代表本公司热烈欢迎大家光临我们的展览会，希望大家……"
问答式	适用于应试、应聘和公务交往	针对对方提出的问题，做出回答：问什么答什么，有问必答	问："请做一下自我介绍。"答："您好，我叫王娜，汉族，湖北武汉人，毕业于万和药学专科学校药品营销专业……"

2. 自我介绍的规范　自我介绍要自然，首先自己必须面带微笑，让对方感觉到你的温暖与诚意，营造和谐的气氛。接着可以说"我叫×××"，也可以想一段比较幽默的开场白。自我介绍的重点是要把名字说清楚，让人记住你的名字。可以通过对名字的解释，如"木子李""弓长张""梅花的梅"等说明，加深对方的印象，更准确、清晰地传递信息。

（1）紧握时间　要抓住时机，选择对方有兴趣、有空闲、情绪好、干扰少的时候介绍。同时一定要力求简洁，尽可能地节约时间，以半分钟左右为宜，但如果是应聘面试，则以三分钟内介绍完毕为佳。还可以利用名片、介绍信等加以辅助。

（2）讲究姿态　态度要保持自然、大方、友善、随和，整体上讲求款款而谈，笑容可亲，给人以充满信心和勇气的印象。同时注意语气自然，语速正常，语音清晰。切忌行为猥琐，语音过高或过低。

（3）内容真实　自我介绍时所表述的各项内容，一定要确保实事求是，真实可信，不可编造、夸张或过分谦虚。一味贬低自己去讨好别人，或者自吹自擂、夸大其词，都是不足取的。

（二）为他人做介绍

为他人做介绍，又称第三者介绍，是为彼此不相识的双方引见、介绍的一种交际方式。他人介绍，通常是双向的，即对被介绍的双方各自做一番介绍。有时，也会进行单向的他人介绍，即只将被介绍者中的某一方介绍给另一方。这可为他人架起人际关系的桥梁，也是人际沟通的重要组成部分。

1. 为他人介绍的方式　在商务交往中，为他人做介绍时，根据使用场合与介绍内容，可将为他人介绍分为标准式、简单式、强调式、引见式、推荐式、礼仪式六种类型，见表3-2。

表3-2　为他人介绍的类型

类型	使用场合	介绍内容	举例
标准式	适用于正式场合	以介绍双方的姓名、单位、职务等为主	"请允许我来为两位引见一下，这位是××公司商务部主任××先生，这位是××集团副总××小姐。"
简单式	适用于一般的社交场合	只介绍双方姓名一项，其至只提到双方姓氏	"我来为大家介绍一下，这位是小谢，这位是小徐。你们彼此认识一下吧。"
强调式	适用于强调其中一位被介绍者与介绍者之间的关系，以期引起另一位被介绍者的重视	除姓名外，强调其特殊关系，以引起重视	"大家好！这位是飞扬公司的业务主管孙先生，这是小儿刘放，请各位多多关照。"
引见式	适用于普通场合	介绍者将被介绍的双方引到一起即可	"两位认识一下吧，大家其实都曾经在一个公司共事，只是不在一个部门。你们自己说吧。"
推荐式	适用于比较正规的场合	介绍者经过精心准备再将某人举荐给某人，通常会对前者的优点重点介绍	"这位是张东原先生，这位是海天公司的陈海董事长。张先生是经济学博士、管理学专家。陈总，我想您一定有兴趣和他聊聊吧。"
礼仪式	最为正规的他人介绍形式，适用于正式场合	介绍双方的姓名、单位、职务等。其语气、表达、称呼上都更为规范和谦恭	"谭小姐，您好！请允许我把北京上方公司的执行总裁王涛先生介绍给你。王先生，这位就是广东润发集团的人力资源经理谭晓莉小姐。"

2. 介绍者应遵循的礼仪

（1）介绍的准备　介绍者首先要了解双方是否有结识的愿望。介绍者通常担任中间人的角色，当双方互不认识时，介绍者应对被介绍者双方都做出相应介绍。介绍有时也会是单向的，其前提是前者了解后者，而后者不了解前者。介绍者要把握时机，熟悉双方的情况，征求被介绍者的意愿，并且态度要轻松热情，语言清晰明快。

（2）介绍者的身份　介绍者一般情况下由下列身份者担任：社交活动中的东道主、交际场合中的地位最高者、公务交往中的专职接待人员、家庭聚会中的女主人、与被介绍双方的相识者、被介绍人一方或双方要求者。

（3）介绍的时机 在家中，接待彼此不相识的客人；在办公地点，接待彼此不相识的来访者；与家人外出，路遇家人不相识的同事或朋友；陪同亲友，前去拜会亲友不相识者；本人的接待对象遇见了不相识的人士，而对方又跟自己打了招呼；打算推介某人加入某一交际圈；受到为他人做介绍的邀请。

（4）介绍的顺序 应遵循"尊者居后"的原则，即较尊者拥有优先知情权，在确定好双方的尊卑之后，先向位高者介绍位低者，后向位低者介绍位高者。

（5）介绍的基本用语 正式场合，为他人介绍时，最好先与被介绍者做简单的沟通，如"请允许我向您介绍一下××"或"请让我来介绍一下××"等。非正式或半正式场合，可以直接说"××小姐/先生，您认识××小姐/先生吗"或"××小姐/先生，让我来给您介绍一位朋友"等。

你知道吗

为他人做介绍时的礼仪顺序

介绍年长者与年幼者认识时，应先介绍年幼者，后介绍年长者。

介绍长辈与晚辈认识时，应先介绍晚辈，后介绍长辈。

介绍老师与学生认识时，应先介绍学生，后介绍老师。

介绍女士与男士认识时，应先介绍男士，后介绍女士。

介绍已婚者与未婚者认识时，应先介绍未婚者，后介绍已婚者。

介绍同事、朋友与家人认识时，应先介绍家人，后介绍同事、朋友。

介绍来宾与主人认识时，应先介绍主人，后介绍来宾。

介绍社交场合的先至者与后来者时，应先介绍后来者，后介绍先至者。

介绍上级与下级认识时，应先介绍下级，后介绍上级。

介绍职位、身份高者与职位、身份低者认识时，应先介绍职位、身份低者，后介绍职位、身份高者。

3. 被介绍者应遵循的礼仪

（1）被介绍者在介绍者询问自己是否有意向认识某人时，一般应欣然表示接受。通常被介绍者都应正面看向对方，面带微笑，大方热情，被介绍时，除了女士和长者，一般都应起立面向对方。如果实在不愿意接受介绍，应向介绍者说明缘由，取得谅解。

（2）当介绍者走上前来为被介绍者进行介绍时，被介绍者双方均应起身站立，面带微笑，目视对方或介绍者，握手、点头致意，并递换名片。相距较远者可以挥手致意。如遇宴会或谈判，可不起立，只需略欠上身，微笑致意即可。

（3）介绍者介绍完毕，被介绍双方应依礼握手，互致问候，如"初次会面，请多指教""久仰大名""幸会"等。

4. 称呼的类别

（1）生活中的称呼 应当亲切、自然、准确、恰当。

1）代词称呼　如对长辈称"您""您老"；对同辈或晚辈称"你""他""她"等。

2）亲属称呼　主要以姓名或姓、名加辈分相称，如"刘叔叔""张阿姨"等。

3）西式称呼　以"先生""女士"相称，如"王先生""周女士"；对未婚女士称"小姐"，已婚或婚姻状况不明的女士称"女士"。

（2）工作中的称呼　应当正式、规范、庄重。

1）职务性称呼　以交往对象的职务相称，以示身份有别和尊重，如"李经理""刘处长"等。

2）职称性称呼　具有职称者，尤其是具有高级职称者，直接以其职称相称，如"吴教授""王律师"等。

3）学衔性称呼　以学衔作为称呼，可增加被称呼者的权威性，如"杨博士""张工程师"等。

4）职业性称呼　以职业作为称呼，如"刘老师""王大夫""陈会计"等。

（三）记住他人的名字

在商务交往中，当你被介绍给别人的时候，都希望别人能够记住你的名字，下次再见到时不至于叫不出名字而尴尬。同样，商务人员自身也需要记住他人的名字，以便在以后的交往会面时，第一时间准确地说出对方的名字。美国一位叫比特·杜波尔的老板曾说过："如果你能记住一个人的姓名，他就可能给你带来一百个新朋友。"大多数人对自己的名字，比对所有的名字都要感兴趣。记住他人的名字，并且能在会面时轻易地叫出来，这就等于给对方一个巧妙的赞美。如果把别人的名字写错，或者叫错，这不但会让对方感到难堪，还会让自己处在不利的位置。

你知道吗

罗斯福的"秘密"

20世纪美国最受人民爱戴的总统罗斯福，在还没有被选为总统时去参加了一个盛大的宴会。席间坐着许多人，都非常有身份地位，但罗斯福并不认识他们。罗斯福明白在竞选过程中，这些人都能给予他帮助，便思考如何与宴会中的这些重要人物打交道。于是罗斯福悄悄地找到了一个他熟悉的记者，从他那里掌握了这些人的名字及情况。随后，罗斯福从容地走到陌生人面前，热情地叫出了他们的名字，并且谈论了他们比较感兴趣的事情，那些本来就对罗斯福有敬仰之心的人，见他如此亲切与尊重自己，便更加坚定决心支持他。罗斯福的一个小小举动，成为他获得成功的"秘密"。

请你想一想

在日常交往中，你是如何记住他人名字的呢？

为记住他人名字，可以重复一遍他的名字和发音，以加深印象。当你与对方交谈时，尽量多使用对方的称呼，将名字与对方长相相互对应；也可以与其他相熟的名字联系起来，如客户的名字叫"吴全成"，而你刚好有同事叫"吴全丽"，可以把这两个名字关联起来。另外，可以将名字写在笔记本上，并备注对方年龄、职业、职务、爱好、家庭等信息，以便下次会面时取得更好的沟通与交流。

三、问候礼仪

问候，又叫作问好或者打招呼。它是会面时最先向对方传递的信息，常作为社交场合的"开场白"使用，适用于人们会面之初，主要用于向他人询问安好、表示关切或者致以敬意。在通常情况下，一个人与他人会面时，双方理当相互致以问候，否则就是一种目中无人的表现。

在会面时，人们彼此之间互致问候虽说属于例行公事，但依然不可掉以轻心。在商务交往中，商务人员对于不同的环境和交往对象，要注意问候的内容、顺序、态度等。

（一）问候的内容

人们问候他人时的具体内容往往多有不同。通常，问候语的具体内容具有明显的地域性、时效性等特征。在一般情况下，常用的一些问候语都是约定俗成的。根据具体内容加以区分，问候语大致可以分为以下三类。

1. 问好型　会面时直接问候交往对象，如"您好""早上好""下午好"或者"大家好"。这种问候语言简意赅、直截了当，既不失礼貌，又可避免东拉西扯。因此，问好型的问候语最为正规，使用范围最广。

2. 寒暄型　人们在平日问候他人时所讲的一些应酬话，诸如"吃了没有""上哪里去""忙什么呢"等。对此类问候语，一般没有必要予以实质性的答复。它多适用于熟人之间，但在跨文化交际时需要慎用。

3. 交谈型　人们在问候他人时直接选择一个话题，在问候对方的同时，希望就此交谈下去。例如"很高兴认识您""见到您非常荣幸"，如果对方是个有名望的人，也可以说"久仰"，或者说"您的故事早有耳闻"等。此类问候语，多适用于公务场合。

（二）问候的顺序

问候别人时，其先后顺序方面的具体问题，应当引起商务人员的重视，越是正式的场合，越是需要重视这一点。

1. 两人会面　双方均可主动问候对方，而不必非要等待对方首先开口。但在正常情况下，标准的做法是"位低者先行"，即双方之中处于地位较低的一方应当自觉地首先问候地位较高的一方。

2. 一人与多人会面　问候对方有两种具体方法：①由尊而卑，依次问候对方；②统一问候，而不必一一具体到每个人，例如"各位好""同志们好"等。

（三）问候的态度

在商务活动往来中，问候他人时一定要力求态度热情而友好，切忌显得傲慢冷漠、敷衍了事。商务人员务必使自己言行一致，要使自己的表情与举止能够同问候语的具体使用彼此协调、相互配合。

具体问候他人时，需要注意以下几点。

1. 起身站立，迎向对方　问候他人时，不应该等待对方走向自己，但凡有可能，就要站起身来，并主动走向被问候者。一般而言，双方之间的距离以 1 ~ 3 米为宜。

2. 面带微笑，待人友善　问候他人时，通常应当面带微笑。这样做，既是对对方的一种接纳，也是对对方友好之意的直接体现。倘若在问候别人时不苟言笑，甚至显得过度冷漠，则似乎是在排斥对方。

3. 目视对方，专心致志　问候他人时，必须做到"三到"，即话到、眼到、心到。只有这样，才会使自己的问候显得实心实意。眼到与话到、心到往往直接关联。假如问候他人时左顾右盼，则会给人言不由衷、心不在焉的感觉。

4. 认真对待，及时回应　在任何情况下，问候别人都是一种不可或缺的基本礼仪规范，商务人员一定要高度重视，并认真对待。特别重要的是，他人问候自己之后，一定要谨记"来而不往非礼也"，应及时地回应对方，不可有来无往。

四、致意礼仪

会面礼仪是日常社交礼仪中最常用与最基础的礼仪。商务会面致意礼是会面时常用的一种礼节，表示问候之意。会面致意礼的种类很多，常见的有握手礼、鞠躬礼、注目礼、点头礼、鼓掌礼、脱帽礼、举手礼、拱手礼、合十礼、拥抱礼等。不过国家、不同地区有着不同的致意礼仪。

（一）握手礼 🅔 微课

两人相向，握手为礼，是最常使用、适应范围最广的会面致意礼节。握手常常伴随寒暄、致意，握手礼含义很多，视情而定，可分别表示相识、相见、告别、友好、祝贺、感谢、鼓励、支持、慰问等不同意义，是世界各国比较普遍使用的社交礼节。但如果细节处理不当，握手也能传达出对人的淡漠、敷衍、逢迎、虚假、傲慢。因此，在我们的日常交往中，必须掌握握手的基本礼仪。

海伦·凯勒是美国现代女作家、教育家、社会活动家。她曾以自己独特的语句描写过与人握手时的感受。她说："握手，无言胜有言。有的人拒人千里，握着冰冷冷的手指，就像和凛冽的北风握手。有些人的手却充满阳光，握住它使你感到温暖。"

1. 由来　关于握手礼的由来，人们有不同的说法，有人说握手礼源于战争期间，骑士们都穿盔甲，除两只眼睛外，全身都包裹在铁甲里，随时准备冲向敌人。如果表示友好，互相走近时就脱去右手的甲胄，伸出右手，表示没有武器，互相握手言好。后来，这种友好的表达方式流传到民间，就成了握手礼。当今行握手礼时也不戴手套，朋友或互不相识的人初识、再见时，先脱去手套，才能施握手礼，以示对对方尊重。另一种说法源于原始社会。早在远古时代，人们以狩猎为生，如果遇到素不相识的人，为了表示友好，就赶紧扔掉手里的打猎工具，并且摊开手掌让对方看看，示意手里没有藏东西。后来，这个动作被武士们学到了，他们为了表示友谊，不再互相争斗，就互相摸一下对方的手掌，表示手中没有武器。随着时代的变迁，这个动作就逐渐成了握手礼。可见，从古至今，握手都是人们传达友好的一种方式。

2. 适用场合 现代握手礼一般先打招呼，然后相互握手，同时寒暄致意。握手礼流行于许多国家，常用于会面、离别、祝贺或致谢等场合。例如：在与人交往过程中，被人介绍与他人相识时；与友人久别重逢时；社交场合突遇熟人时；客人到来与送别时；与客人交易成功时；别人为自己提供帮助时；向人表示祝贺、感激、鼓励时等。

3. 基本要求

（1）距离及体态　行握手礼时，不必相隔很远就伸直手臂，也不要距离太近。一般施握手礼者与受礼者之间的距离为 0.75~1 米，一步左右。两脚立正，上身稍稍前倾。如果两人都坐着，则可微屈上身握手，不用起立。

（2）手位　伸出右手，手臂自然下垂，成 45°。四指自然并拢，拇指张开，虎口相对，掌心相握。手掌与地面垂直，手的高度在第 4~5 颗纽扣之间。握手时应力度适宜，有张有弛，即不要用力使劲，也不要随意触碰就松手，要双手相握上下稍许晃动 3~4 次，不宜过多也不宜过少，如图 3-1 所示。若和女士握手时，不要满手掌相触，而是轻握女士手指部位即可，如图 3-2 所示。

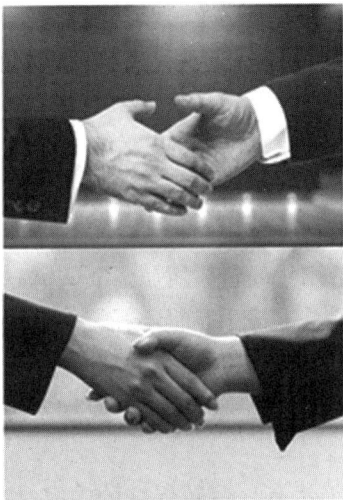

图 3-1　握手礼

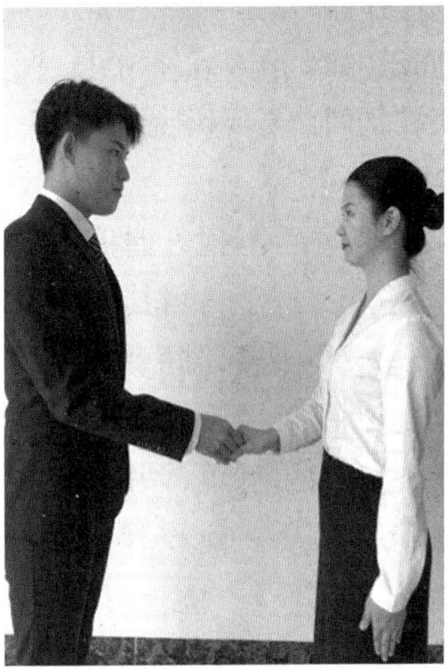

图 3-2　与女士握手

（3）表情　握手时面带微笑，双目注视对方，微笑致意或问好，也可根据场景采用不同的表情。

（4）握手语　与人握手时，可以根据不同的情况进行适当的寒暄，如问候、欢迎、关心、安慰、赞美、礼貌等。

你知道吗

常用的握手语

问候语：如"您好""很高兴见到你""久仰、久仰""幸会、幸会"等。

祝贺语：如"祝贺您""恭喜、恭喜"等。

欢迎语：对第一次来的客人，可以说"欢迎光临"等。

关心语：对远道而来的人或久别重逢的朋友，可以说"辛苦了""累了吧"等。

安慰语：对碰到难题的人，可以说"一切都会过去的"等。

赞美语：如"您这套服饰真漂亮""你精神真好"等。

礼貌语：如"请走好""再见""恕不远送""招待不周，请多多包涵"等。

4. 礼规

（1）尊者先伸手　年长者、职位高、身份高者与相应的年幼、位低者握手，应由"尊"者先伸手。

（2）男女有别　一般情况下，女士先伸手；若男士已伸手，女士也应伸手，不能不理不睬。

（3）帽子和手套　一般情况下，应脱帽、脱手套后再握手。

（4）目光专注　握手时，目光应注视对方，不可东张西望；如多人相遇时，可由双方的主要人物握手致意，其余人点头致意即可。

（5）时间和力度　握手的时间应长短适宜，一般为 3~5 秒为宜。如初次会面，握手时间不宜过长；如老朋友意外相见，握手时间可适当加长；男士与女士握手，时间不宜过长；握手用力要均匀，不要死握住对方不放，也不宜"蜻蜓点水式"不用力气地握手。

5. 注意事项

（1）忌用左手与他人握手。

（2）忌交叉握手，当其他两人正在握手时，不要插入其中去握手。

（3）忌敷衍了事，握手时漫不经心地应付对方，出手时慢慢腾腾。

（4）忌握手后用手帕或纸巾擦手，与别人握手后马上擦手是很不礼貌的行为。

（5）忌一只手握手，另一只手放在口袋或插在裤袋里。

（6）与人握手一定要保持手部清洁，若手比较脏不能和人握手，应和对方解释，以免引起误会。

（7）握手礼虽然是国际交往中的常见礼仪，但仍然有一些较保守的国家，禁止异性之间行握手礼，应提前了解各国情况。

握手已成为世界各国之间人们通用的会面礼与告别礼，握手的要点可以用几句话概括：尊者先伸手，虎口对虎口，眼睛看对方，微笑与寒暄，力度六七分，三五秒就够，亲切摇三下。

（二）鞠躬礼

鞠躬礼一般分为一鞠躬和三鞠躬两种。行礼之前，应脱帽或摘下围巾，身体肃立，目光平视，身体上部向前 15°~90° 弯曲，目光也随之下垂，避开对方视线，可表示对对方的尊敬、谢意、致歉等。鞠躬礼适用于多种场合。

1. 适用场合

（1）演出场合　演员谢幕向观众行鞠躬礼。

（2）演讲会　演讲人讲演前和讲演毕，向听众行鞠躬礼。

（3）领奖台　领奖人向授奖人和与会者行鞠躬礼。

（4）教室　老师上下课前与学生互致鞠躬礼。

（5）结婚典礼　新郎、新娘互行鞠躬礼，向主婚人、尊长、亲朋好友三鞠躬，感谢参加婚礼。

（6）悼念活动　向死者或先驱者三鞠躬，表示怀念。

2. 基本要求

（1）一鞠躬　可用于一切社交或服务场合。两脚立正，身体端正；女士双手在腹前搭好，即两手叠握于下腹或中腹；男士双臂置于体侧，也可双手叠握于腹前；以腰部为轴，整个腰及肩部向前直线倾斜 15°~30°，如图 3-3 所示。只做一次，随即恢复原状；目光向下，面带微笑或面容平和，停顿 2~3 秒；配合礼貌用语，如"您好""早上好""欢迎光临"等。

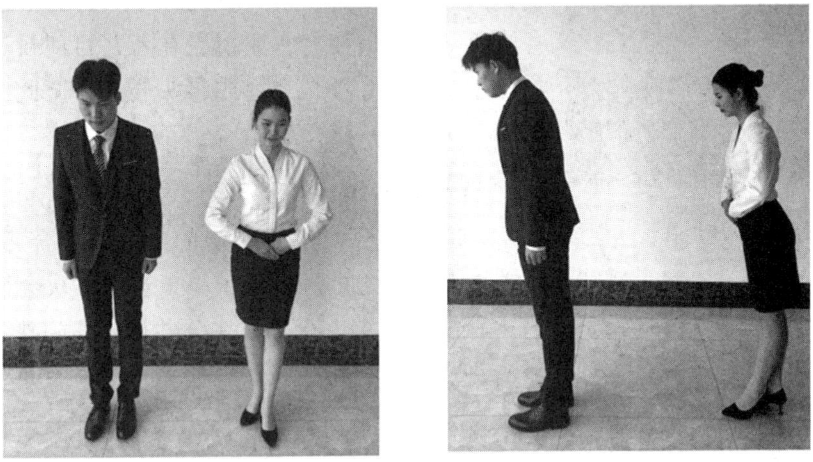

图 3-3　一鞠躬

（2）三鞠躬（最大礼）　一般在特殊情况下使用，如婚礼、悼念、谢罪等。身体立正，目光自然，双手自然下垂，面对受礼者；身体上部向前下弯 30°~90°；连做三次，如图 3-4 所示。

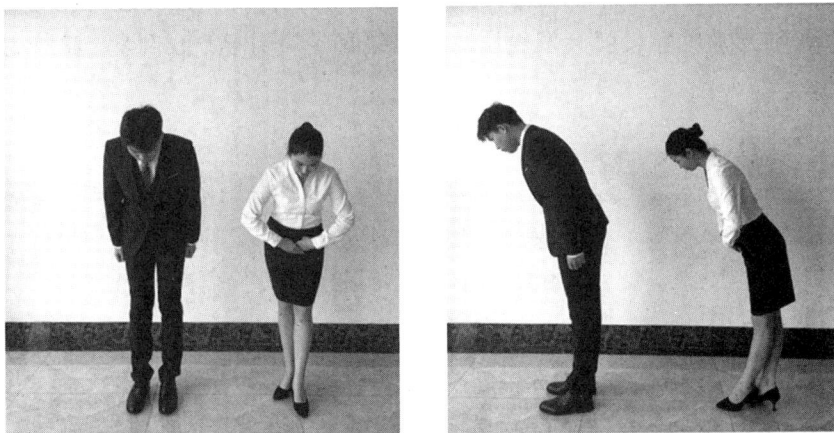

图 3-4　三鞠躬

3. 注意事项　鞠躬时必须脱下帽子，目光应该向下看，端庄稳重，并带着对对方的崇敬感情。

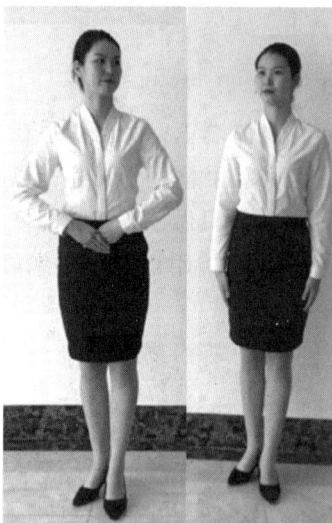

图 3 - 5　注目礼

（三）注目礼

注目礼是以目光注视受礼者来表示迎送、敬意的一种礼节。

1. 适用场合　如奏国歌、升国旗时；各种会议的升降旗仪式上；接受检阅时；教师进教室上课时；上级领导进入某个场合时，在场人员均应行注目礼。

2. 基本要求　行礼者应面向受礼者或将头转向受礼者，呈立正姿势，抬头挺胸，双手自然下垂或贴于身体两侧，表情庄严，注视受礼者并目迎目送，待受礼者还礼后方将目光平视或将头转正，至此礼毕，如图 3 - 5 所示。

（四）点头礼

1. 适用场合　适用于肃静的公共场合，如病房、图书馆、音乐厅、会场、剧院等不宜与人交谈之处。也用于一天当中多次会面或其他一些随意的场合，如迎送病员一行人员时；在街上行走或在公共场合遇到熟人，不便或无须驻足交谈，尤其是在迎送者有许多人时，可用点头礼向多人同时致意，表示对会面的喜悦或对离别的惆怅。

2. 基本要求　面对对方，面部表情自然大方，头部微微向下即可。

（五）鼓掌礼

1. 适用场合　一般在表示欢迎、祝贺、赞同、致谢等意时使用。

2. 基本要求　一般双臂抬起，手掌放在齐胸高的位置，张开左掌，用合拢的右手四指轻轻拍左手手掌中部。节奏要平稳，频率要一致，应随大众自然放松。

3. 注意事项　鼓掌要自然、热烈、发自内心，不应戴手套或因鼓掌而"忘形"，一旦"忘形"，鼓掌的意义就会发生质的变化，变成喝倒彩、鼓倒掌，这样是极为失礼的。

（六）脱帽礼

脱帽礼是指戴着帽子的人，在进入他人居所，进入娱乐场所，升挂国旗，演奏国歌，路遇熟人，与人交谈、握手或行其他会面礼等情况下，应自觉主动地摘下自己的帽子，并置于恰当之处，以示尊敬。女士在社交场合可以不脱帽子。

（七）举手礼

1. 适用场合　最适合于向距离较远的熟人打招呼。

2. 基本要求　右臂向前方伸直，右手掌心向着对方，其他四指并齐、拇指分开，轻轻左右摆动一两下，如图 3 - 6 所示。

（八）拱手礼

1. 适用场合　拱手礼是中国民间传统的会面礼，是过年举行团拜活动，向长辈祝寿，向友人恭喜结婚、生子、晋升、乔迁，向亲朋好友表示无比感谢，以及与海外华人初次会面时，表示久仰大名之礼。

2. 基本要求　起身站立，上身挺直，两臂前伸，男士右手形成拱形，左手搭在右手上形成抱拳（女士则相反），双手举至胸前，自上而下，或者自内向外，有节奏地晃动两三下，如图 3-7 所示。

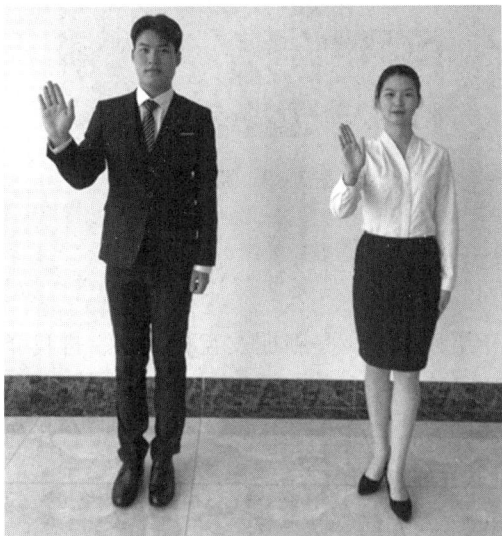
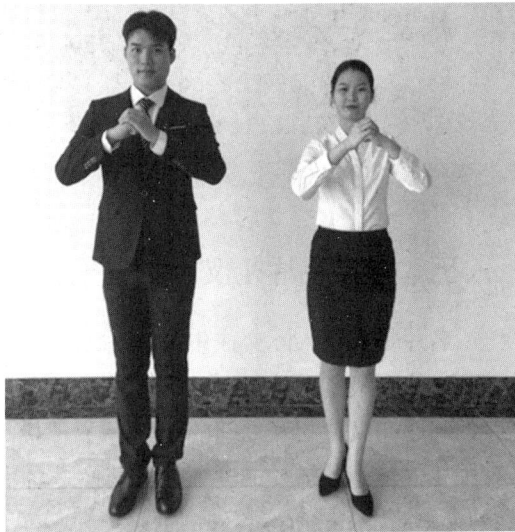

图 3-6　举手礼　　　　　　　　　　　图 3-7　拱手礼

（九）合十礼

1. 适用场合　在东南亚、南亚信奉佛教的地区以及中国傣族聚居区，合十礼最为普遍。

2. 基本要求　双掌十指在胸前相对合，五指并拢向上，掌尖和鼻尖基本持平，手掌向外侧倾斜，上身微欠低头，可以口诵祝词或问候对方，也可面带微笑，但不能手舞足蹈，反复点头，如图 3-8 所示。

3. 注意事项　一般而言，行合十礼时，合十的双手举得越高，越能体现出对对方的尊重，但原则上不可高于额头。

（十）拥抱礼

1. 适用场合　在西方，特别是欧美国家，拥抱礼是十分常见的会面礼和道别礼。在人们表示慰问、祝贺、欣喜时，拥抱礼也十分常用。

2. 基本要求　正规的拥抱礼，讲究两人面对面站立，各自举起右臂，将右手搭在对方左肩后面，左臂下垂，左手扶住对方背部下侧，如图 3-9 所示。

3. 注意事项　异性相抱时，需注意左手的位置不能过低，否则有不尊重对方的嫌疑。

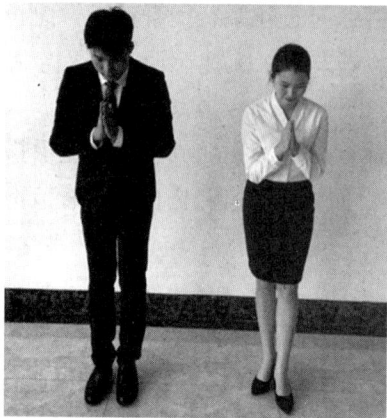

图 3-8　合十礼

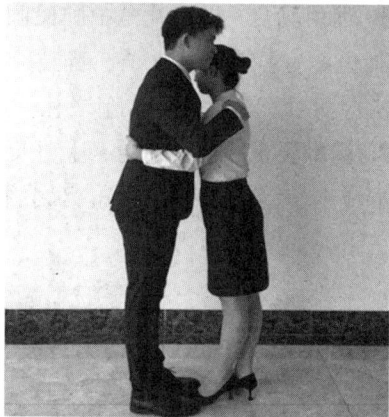

图 3-9　拥抱礼

五、递接名片礼仪

名片是当代人际交往中的一种最常用的介绍性媒介，是新朋友互相认识、自我介绍的最快和最有效的方法。递上自己的名片既回答了一些对方心中想问又不便贸然出口的问题，又使相互之间的距离一下子接近了许多，因此在交往中熟悉和掌握名片的有关礼仪是十分重要的。名片的交换是名片礼仪中的核心内容。

（一）名片的内容

一张标准的名片应包括三个方面的内容：①本人所在单位、单位徽记及具体部门；②本人的姓名、学位、职称或职务；③本人的联系方式，包括单位地址、电话号码、邮政编码等，现代名片还会加上电子邮箱地址、QQ 或微信号码等。

（二）名片的用途

现代社会中，名片的使用相当普遍。名片按照用途主要分为三种：社交名片、职业名片、商务名片。它有着广泛的用途。

1. 自我介绍　这是名片最主要的用途。会客交友，递上一张名片，自己的情况跃然纸上，既方便，又简明扼要，还能通过名片展示自己的个性，可以印上自己的个性特点，也可以印上自己喜欢的座右铭或格言，这样的名片可以使他人对自己有多方面的了解。

2. 保持联系　初次会面时主动递给对方一张自己的名片，就意味着对对方的友好、信任和希望进一步交往。利用名片所提供的资料，即可与名片的提供者保持联系。

3. 业务介绍　商务式名片上列有归属单位等相关内容，因此利用名片亦可为本人及所在单位进行业务宣传，扩大交际面，争取潜在的合作伙伴。

4. 留言作用　初次前往居所或工作单位进行拜会时，可将本人的名片交由对方门卫、秘书或家人，再转交给被拜访者，以便对方确认自己的身份。如果拜访的人不在，也可以留下自己的名片或在上面写下几行字请人转交，这样也不会误事。

（三）递交名片的时机

把握好时机发送名片会收到较好的效果。遇到以下几种情况，适合把自己的名片递给对方或与之交换名片：希望认识对方；被介绍给对方；对方向自己索要名片；对方提议交换名片；打算获得对方的名片；初次登门拜访对方；通知对方自己联系方式或信息变更时等。

遇到以下几种情况，不需要把自己的名片递给对方或与之交换名片：对方是陌生人而且以后不需要交往，不想认识或深交对方；对方对自己并无兴趣；双方之间地位、身份、年龄差距悬殊；交往的场合杂乱，或不适合交换名片时，如走廊、过道和马路上。另外，参加会议时，应该在会前或会后交换名片，不要在会中擅自与别人交换名片。

（四）交换名片

1. 递交名片　在交际活动时，不要忘记携带名片。名片应有专门的名片夹存放，名片夹最好放置在身上易于掏出的位置，取出名片后先郑重地握在手里，然后在适当的时机递交给对方。

交换名片时最好是站着，有礼貌地递给对方。应用双手拇指和食指执名片两角，让文字正面朝向对方，双手奉上，如图 3－10 所示。眼睛应注视对方，面带微笑，并大方地说"您好，这是我的名片，请多多关照"等礼节性的用语。如果自己的名字属于生僻字，比较少见难读，递送名片时不妨加以说明，顺便把自己"推销"出去，给人以亲切感。相反，如果接到名片，有不会读的字时，切忌不懂装懂随便读，会让对方比较尴尬，应当当面虚心请教。

2. 交换名片的顺序　交换名片一般遵循"位低者先行"的原则。地位较低、职位较低的人或者主人，先递出名片。如果来访的人较多，应先由主人或者是里面地位较高的人交换

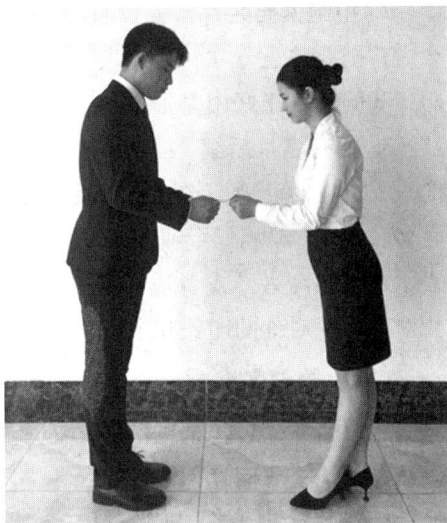

图 3－10　递送名片

名片。与多人交换名片时，应依照职位高低的顺序，或是由近及远，依次进行，切忌跳跃式地进行，以免对方有厚此薄彼之感。最佳的方法是由近及远、按顺时针的方向依次进行。

3. 接受名片　接受名片时应起身，面带微笑地注视对方。接过名片时应说"谢谢"，随后微笑着阅读名片，阅读时可将对方的姓名、职衔念出声来，并抬头看看对方的脸，使对方产生一种受重视的满足感。接过名片可将名片放至名片夹里，或妥善放于包的内口袋，男士也可将名片放在西服左胸的内袋里，以示尊重。然后，回敬一张本人的名片，如身上没有名片，应向对方表示歉意，如"很抱歉，今天我的名片发完了"。

收到他人名片，切记不要随意放置在裤口袋里，或者随意放置在桌上被其他东西

压起来，这会使对方感觉你很轻视他。第一次会面后，可在名片背面记下认识的时间、地点、内容等资料，最好简单记下顾客的特征（如籍贯、特殊爱好等）。这样累积起来的名片就成为自己的社会档案，为再次会面或联络提供线索或话题。但不要当着他人的面在其名片上涂写，这也会让人感到不被尊重。

（五）索要名片

名片是人际资源和财产，要使名片发挥极限作用，首先要取得、拥有名片，但要注意技巧。

1. 索要名片方法　一般情况下，若想主动结识对方或者有其他原因有必要索取对方名片时，则可以委婉表达此层意思。

（1）主动建议交换名片　在适当的时候主动递上自己的名片，并说"能否有幸与您交换一下名片"，对方按常理会回敬一张他的名片。

（2）用含蓄的语言暗示对方　向尊长索要名片时可说"请问今后如何向您请教"，向平辈或晚辈表达此意时可说"请问今后怎样与您联系"。

2. 拒绝索要名片　一般而言，当他人向自己索要名片时不应直接拒绝，如确需这么做，则要注意分寸，委婉表达拒绝的意思，如"对不起，我忘记带名片了""对不起，我的名片正好用完了"等。

3. 拥有名片后续　当你和他人在不同场合交换名片时，务必详细记录与对方会面的人、事、时、地、物。交际活动结束后，回忆一下刚刚认识的重要人物，记住他的姓名、企业、职务、行业等。第二天或过个两三天，主动打个电话或发邮件，向对方表示结识的高兴，或者适当地赞美对方的某个方面，或者回忆你们愉快的聚会细节，让对方加深对你的印象和了解。记住，不能把他人的名片随便给别人。

（六）管理名片

获取名片之后就是科学的整理工作了，可以用名片夹和电脑整理名片。对名片可以从以下几个方面管理。

1. 分类管理　将名片分类，按工作关系、单位性质、工作性质、重要程度、利益关系等适合自己使用习惯和工作理念的标准分类；也可以按地域分类，比如按省份、城市；也可以按行业分类；还可以按人脉资源的性质分类，比如同学、客户、专家等。在同一类中，按照姓氏笔画、字母顺序、重要程度、利益关系大小等标准排序编号。

2. 时常翻看与使用　养成经常翻看名片的习惯，工作的间隙，翻一下你的名片档案，给对方打一个问候电话，重要节日发一个祝福短信等，让对方感受到你对他的关心和尊重，加深对你的印象。

请你想一想

在将来的药品销售中，应如何向客户索要名片呢？

3. 名片放置　随身携带名片应该准备一个比较精致的名片夹，男士在穿西装时，名片夹可以放在左胸内侧的口袋里，或者放在公文包里。在商务活动中，有时会同时收到很多名片，最好把他人名片统一放置，不要与自己的名片混放在一处，以免匆忙中误将他人名片当作自己的名片发送出去，这样容易给人做事不靠谱的印象。名片最好不要放在钱包内，因为在拿名片的过程中，要把钱包打开，里面的证件、卡片等展现在他人面前，同样是不雅观而失礼的事。

任务二　沟通礼仪

PPT

一、交谈礼仪

交谈，是指两个或两个以上的人进行对话，以语言的方式，来交流各自的思想状态，是表达思想及情感的重要工具，是社会交往、沟通信息的主要手段。它是建立良好人际关系的重要途径，是连接人与人之间思想和感情的桥梁，是建立联系、消除隔阂、协调关系、增进友谊、促进合作的一种动力。"良言一句三冬暖，恶语伤人六月寒。"说明交谈在人际交往中的作用是举足轻重的。

（一）交谈的态度

商务人员在交谈时应当体现出以诚相待、以礼相待、谦虚谨慎、主动热情的态度，切忌逢场作戏、虚情假意、敷衍了事、油腔滑调。谈话时内心要诚恳自然，语气要和蔼亲切，内容表达要准确得体。

1. 相互尊重，体现修养　本·琼森曾说过："语言最能暴露一个人，只要你说话，我就能了解你。"交谈是双方思想与感情的交流，是个人修养的重要体现。要取得满意的交谈成果，一定要顾及对方的心理需求。仓央嘉措有一句话很清楚地表达了尊重的内涵："我以为别人尊重我，是因为我很优秀。慢慢地我明白了，别人尊重我，是因为别人很优秀。"优秀的人更懂得尊重别人，对人恭敬其实是在庄严你自己。在交谈中尽量使用礼貌语，谈到自己时要谦虚，谈到对方时要尊重。切不可盛气凌人、自以为是、唯我独尊。恰当地运用敬语和自谦语，可以显示个人的修养、风度和礼貌，有助于交谈的成功。

2. 真诚友好，神情愉快　"发自肺腑的语言才能触动别人的心弦。"交谈双方态度要认真、诚恳、友好，有了直率、诚笃和友好的态度，才能有融洽的交谈环境，激起对方感情的共鸣，交谈才能取得满意的效果。当你谈话时，如果你对在场的人表露出不满，对他们的谈话讽刺挖苦，交谈通常难以进行下去。因此，交谈中应通过微笑表现出愉快的心情，应使自己的陈述显得和缓，运用"一些"和"有时"之类你认为有把握的词，避免失面子和引起争议。

3. 张弛有度，随机应变　在交谈中，可以很活跃地在脸上和姿势中尽情展现你的神气，也可以保持一定的安静，使人们从中感到轻松。谈话的话题是经常变化的。一个成功的交谈者应随机应变，才能使交谈持续、有趣地进行下去。

4. 幽默得体，谦恭有礼　阿格尼斯·雷普利尔曾说："幽默带来悟力和宽容，冷嘲则带来深刻而不友善的理解。"幽默能让你在交谈中给对方展现"言已尽而意无穷"的意境，能让对方迅速地接纳你的思想观点，学会用幽默化解言语中的矛盾，在商务交往中能起到重要的作用。常言说："三思而后行。"交谈中，还要在说话前多想想，而不是事后追悔。应尽量避免因粗心造成的对他人的伤害，比如说话过于武断、过于自我、有优越感、言过其实或含糊不清等。

5. 注意说话的语气

（1）多用敬语与谦语　一般称呼对方用"您""先生""小姐""女士"；对长者用"您老""爷爷""伯伯""伯母"等；对少年、儿童用"小朋友""同学"等；称呼别人用量词"位""各位""诸位"。

（2）多用商量与祈求的语气　与人沟通时，应多用商量与祈求的语气，少用命令的语气，即使是与下属沟通。如"可以帮忙把门关上吗？""今天可以把这份文档发给我吗？""这个事情，我们是否可以这样处理呢？""我能理解你的心情，但这个事情我们确实没办法，能换别的方式补偿你吗？"这样的语句和语气，更加谦逊，态度更加柔和，让人乐于接受，也会减少很多不必要的冲突与矛盾。

（二）交谈的内容

交谈的内容是关系到交谈成败的决定性因素，应当慎重选择。

1. 适合的谈话内容

（1）既定的主题　也就是商务交往双方事先约定的主题。

（2）高雅的主题　根据谈话需要，适当地选择哲学、历史、文学、艺术、风土、人情、传统、典故，以及政策国情、社会发展等话题，体现谈话的水平。但是这一主题切忌不懂装懂，生搬硬套强行对话，这样反而会让对方产生反感，贻笑大方。

（3）轻松的主题　根据谈话需要，选择文艺演出、旅游观光、风土人情、流行时尚，甚至是最新的电视剧、综艺节目等，能给对方带去开心与欢乐的轻松话题。如无实际必要，不要选择那些让对方感到沉闷、压抑、悲哀、难过的内容。

为使你的谈话更具吸引力，应扩大话题储备。生活中有意识地关注社会现实生活，对时事政治、天文地理、政治外交、文化体育、音乐美术等加以记忆和积累，扩大自己的知识面，提升自己的阅读水平，就会在交谈中驾轻就熟，得心应手，并令对方感到谈吐不凡，对你刮目相看。

2. 不适合的谈话内容

（1）个人隐私　商务交往双方一般都是因公办事，因公而谈，所以有关年龄、个人收入、婚恋、宗教信仰、住址、个人经历等，如果不是对方主动提出来或是工作需要必须了解的内容，就不要谈论。

（2）不愉快的话题　除非必要，谈话内容一般不要涉及疾病、死亡、荒诞离奇、耸人听闻或凶杀惨案的事情。

（3）错误倾向的话题　社交活动中不适合交谈如违背社会伦理、生活堕落、政治错误等内容。尤其在涉外商务活动中，如不清楚对方的政治观点，则尽可能不要随意涉及政治话题。

（4）庸俗低级的话题　不宜谈论男女关系、黄色淫秽等事情，更不应参与小道传闻的道听途说。

3. 学会使用礼貌用语

（1）拒绝使用脏话、粗话　有些人在生活言语中会习惯性地带脏字，长期形成一种习惯，很多时候在不知不觉中就会在说话中带出来。如果发觉自己有这方面的缺点，一定要引起注视，时刻约束自己，也可以请周边较亲密的亲人和朋友监督、提醒，坚决地改掉坏毛病。与人交往，无论是当面还是背面，都不能用脏话、粗话辱骂他人，如果对方有做得不尽人意的地方，也可以礼貌地当面指出，而不是通过骂粗话宣泄情绪。

（2）使用礼貌用语　早晨见面可以互相问候"早上好""您早"；平时见面互相问候"您好""见到您真高兴"；初次见面可以互相问候"很高兴认识您""请多指教"；分别时相互道别"再见""期待与您下一次见面"；看望患者告别时可用"祝您早日康复"；送别客人时可用"祝您一路顺风""路上多注意安全"；关心朋友可用"天凉了，记得防寒保暖""记得按时吃饭""多注意身体"；获得别人的帮助后可以说"谢谢""让您费心了""给您添麻烦了""多亏您帮忙"；想获得别人的帮助可以说"麻烦您""请帮忙""劳驾"；对方向你道谢可以说"不用谢""大家都是朋友，不要放在心上""应该的"；打扰到他人时，要说"对不起，打扰了""很抱歉，给您带来困扰了"。

（三）交谈的技巧

1. 语言技巧

（1）言之有物　谈话双方都想通过交谈，获得必要的信息。因此，谈话要有观点、有内容、有内涵、有思想。没有材料做根据，没有事实做依凭，再动听的语言也是苍白、乏味的。因此，话题多的人更能引人注目，谈话话题有深度，并融入自己的独到见解，这样使人听了有趣，自然好感倍增。如果能再加一点幽默，就更受欢迎了。

（2）言之有序　交谈时，思路要清晰，内容要有条理，布局更要合理。要根据讲话的主题和中心设计讲话的次序，安排讲话的层次，即谈话要有逻辑性、科学性。

（3）言之有礼　谈话时要讲究礼节、礼貌。交谈双方态度谦逊，语气友好，内容适宜，语言文明，表达委婉才会形成一个信任、亲切、友善的交谈氛围，使交谈获得成功。在社交中，尤其有必要经常加以运用礼貌用语，并且多多益善，如"您好""请""谢谢""对不起""再见"。

你知道吗

礼貌用语顺口溜

"您好"不离口，"请"字放前头，"对不起"时时有，"谢谢"跟后头，"再见"送客走。

与人相见说"您好"，问人姓氏说"贵姓"，问人住址说"府上"；
仰慕已久说"久仰"，长期未见说"久违"，求人帮忙说"劳驾"；
向人询问说"请问"，请人协助说"费心"，请人解答说"请教"；
求人办事说"拜托"，麻烦别人说"打扰"，求人方便说"借光"；
请改文章说"斧正"，接受好意说"领情"，求人指点说"赐教"；
得人帮助说"谢谢"，祝人健康说"保重"，向人祝贺说"恭喜"；
老人年龄说"高寿"，身体不适说"欠安"，看望别人说"拜访"；
请人接受说"笑纳"，送人照片说"惠存"，欢迎购买说"惠顾"；
希望照顾说"关照"，赞人见解说"高见"，归还物品说"奉还"；
请人赴约说"赏光"，对方来信说"惠书"，自己住家说"寒舍"；
需要考虑说"斟酌"，无法满足说"抱歉"，请人谅解说"包涵"；
言行不妥"对不起"，慰问他人说"辛苦"，迎接客人说"欢迎"；
宾客来到说"光临"，等候别人说"恭候"，没能迎接说"失迎"；
客人入座说"请坐"，陪伴朋友说"奉陪"，临分别时说"再见"；
中途先走说"失陪"，请人勿送说"留步"，送人远行说"平安"。

2. 声音技巧　声音是一种威力强大的媒介，我们所有的讲话最终都要通过"声音"的形式表达出来，呈现给受众，通过它可以吸引别人的注意，能营造有益的氛围，并鼓励对方聆听。

（1）充满情感　谈话是情感的传递，要使你的谈话具有感染力和非凡的影响力，就需要真诚和情感来支撑。真诚是影响人的秘诀，情感是由内而外的自然流露，在你能够以情动人、打动客户之前，必须先充满真诚和情感。

（2）音量、语速、节奏适中

1）音量　音量的高低能够反映一个人的素养，与人交谈时音量不宜过高或过低。音量过高容易给人一种缺少涵养的感觉，难免也会影响周围同事的工作，所以如果遇到客户说无法听清楚时，我们尽量另约时间联系。音量过低又会给人一种自信不足的印象。

2）语速　急缓适度的语速能吸引听者的注意力，使人易于吸收信息。大多数销售人员说话的速度都偏快，容易造成客户听不清楚。销售人员最好具备可以控制语速的能力，需要根据客户的语速来调整自己的语速。一般情况下，语速保持在每分钟120～140字比较合适。

3）节奏　高明的销售人员可以做到根据客户的语言节奏来决定自己的节奏，从而使整个谈话非常投机、默契。恰到好处的停顿可以有时间来感知谈话进行的感觉，也可让客户有机会参与到谈话中来。停顿的频率一般是每说两句话就停顿 1～2 秒钟较好。

（3）语气、语调、语音自然

1）语气　人们内心态度的晴雨表，销售人员的语气要求平和中有激情，耐心中有爱心，杜绝产生不耐烦的语气。

2）语调　使用一种经过调控的语调谈话，能使人对你信心百倍。语调要有高、中、低之分，富于变化，做到抑扬顿挫，不要太机械化，也不要怪腔怪调。老是用一种音调跟所有客户讲话，好像是录音机播放的一样，缺少变化，也就缺少生机。

3）语音　交谈时发音要标准，吐词要清晰，做到清楚、响亮，而不要含糊不清。人们只有听见并理解了你所说的话，才能懂得其中的意思，回答所提出的问题。

3. 姿态技巧　交谈时除注意语言、声音之外，姿态也很重要。交谈的姿态包括交谈时的身距和目光。

（1）保持适当的社交距离　美国人类学家霍尔博士的研究表明，有四种距离表示不同情况：①亲密接触，一般为 0～45cm，适用于双方关系最为密切的场合，如夫妻及情侣之间；②私人距离，一般为 45～120cm，朋友、熟人或亲戚之间往来一般以这个距离为宜；③礼貌距离，一般为 120～360cm，适用于处理非个人事物的场合中，如进行一般社交活动，或在办公、办理事情时；④一般距离，一般为 360～750cm，适用于非正式的聚会，如在公共场所看演出等。

（2）目光的把握

1）双方交谈　双方属正面相向谈话时，注视对方是一种起码的礼貌，以表示对谈话的兴趣和对对方的尊重。只有在交谈过程中不时地和对方进行目光的交流，才会使你看起来更加真诚可信。一般来说，如果两个人在室内面对面交谈，目光距离最好在 1～2 米，目光注视对方胸部以上、额头以下部位。有时可能会出现谈话双方目光对视的情况，此时不必躲闪，泰然自若地徐徐移开就可以了。

2）多人交谈　许多朋友在一起交谈时，讲话的人不能把注意力只集中在其中一两个熟悉的人身上，要照顾到在场的每一个人。同时，与谁交谈或看谁谈话时，就应把目光转移到对方身上，让人感觉到你在与他交谈或听他讲话时正在关注着他，以示尊重。尤其是目光的收缩、投放问题，虽属细节，但直接影响谈话的效果。与人交谈时不要走神。当你在和人聊天时，如果目光看向别的地方或者东张西望，则表示你正在走神，潜意识里是想给自己寻找一个逃跑的出口，而此时你的眼神会准确无误地暴露你的想法。

二、倾听礼仪

叶庇克梯塔斯曾说：上天赋予人类一根舌头与两只耳朵，以便让我们从别人那儿听到的话是我们说出的话的两倍。"人类对感情和理性之比是 7∶3。许多行为受感情支配，刺激个人，情感比理性更容易。

倾听是在交谈过程中，一方接受另一方发出的语言或非语言信息，确定其含义并做出积极反应的过程。倾听不是简单地用耳朵来听，它也是一门艺术，不仅仅是要用耳朵来听说话者的言辞，还需要全身心地去感受对方要表达的言语信息和非言语信息。善于倾听，可以有效提高谈话的效果，加强人际关系沟通，因此，商务人员一定要掌握倾听的艺术和技巧。

你知道吗

倾听的重要性

乔·吉拉德被誉为当今世界上最伟大的推销员。有一件事让他终生难忘：在一次推销中，乔·吉拉德与客户洽谈顺利，就要签约成交时，对方却突然变了卦——快进笼子的鸟飞走了。

当天晚上，按照顾客留下的地址，乔·吉拉德找上门去求教。客户见他满脸真诚，于是实话实说："你的失败是由于你自始至终没有听我讲的话。就在我准备签约前，我提到我的独生子即将上大学，而且提到他的运动成绩和他将来的抱负。我是以他为荣的，但是你当时却没有任何反应，还转过头去用手机和别人讲电话，我一恼怒就改变主意了。"

此番话重重提醒了乔·吉拉德，使他领悟到"听"的重要性，让他认识到如果不能自始至终倾听对方讲话的内容，认同对方的心理感受，难免会失去自己的顾客。以后再面对顾客时，他就非常注意倾听他们的话，无论是否和他的交易有关，都给以充分的尊重。倾听促使他成了一名推销大师。

（一）倾听的作用

1. 尊重他人　倾听不仅是交谈，也是对他人尊重的体现。尽可能地肯定对方，避免直接使用否定的语气，多站在对方的立场思考。

2. 获取信息　常言道："听君一席话，胜读十年书。"这句俗语说明能倾听、善倾听、会倾听的人能够从与他人的交谈中得到足够的信息，获取有益的启迪，同时能给予对方受到重视、尊重的感受，有利于商务交往的后续进行。

3. 增进了解　善于倾听不仅仅是对别人表达尊重和鼓励的方式，还有助于增进彼此的了解，加强双方的沟通、理解和感情。只有善于倾听、认真倾听，你才能发现对方的闪光点或者对方真实想要表达的意图，这样才能找到谈话的切入点，对对方的优点表示赞美，对对方的痛苦给予安慰，对对方的真实意图加以分析，建立自己的谈话模式，消除彼此间的误会、隔阂和不信任，找到双方的共同点，从而建立更深的感情联系，或进一步加深合作。

4. 融洽气氛 善倾听的人有较强的共情能力，能克制冲动，控制自己的脾气，避免无谓的争端，营造一个融洽的环境，便于双方进行深入的沟通。少开口，不做无谓的争论，可以探知对方的情绪、动机，从而逐步为自己争取到沟通的主动权和引导权。

（二）倾听的内容

1. 听事实 倾听事实意味着需要能听清楚对方在说什么。要做到这一点，就要求商务人员必须有良好的听力，善于抓住谈话的重点。比如，A 对 B 说："我在这家公司工作 5 年了，一直非常努力，我们老板现在很看重我，打算给我升职了。"B 说："哦，是吗？努力才会成功。恭喜你呀！"A 工作努力，得到重视，快要升职是事实，B 肯定努力才会成功，这是对事实的关注，"恭喜你"就是 B 对 A 的情感关注。

2. 听情感 倾听是一种情感的活动，它不仅仅是耳朵能听到相应的声音，在听清对方说事实时，还需要通过面部表情、肢体的语言和声音来回应对方，传递给对方一种你很想听他说话的感觉。与听事实相比，倾听更重要的是听情感。比如，客服人员对客户说："现在你就是这方面的专家，你真的很内行。"这就是对客户的一种情感的关注。

（三）倾听的技巧

1. 尊重对方 不要随意打断对话，要让对方把话说完，不要随意插话或因一些不相关的细节打断他人，这是对他人的尊重。因此，有意识地打断别人的谈话，对于客户来讲是非常不礼貌的。当你有意识地打断一个人说话，你会发现，你好像挑起来了一场战争，你的对手会以同样的方式来回应你，最后你们两个人的谈话就可能变成吵架。

有些人的倾听能力较差，常常会无意识地打断对方的谈话，这是可以理解的，但也应该尽量避免。商务人员在交谈中，一定要保持平和的心态和耐性，尽量不要打断对方的谈话，更不要将其他的人或事牵扯进来。

2. 抓住重点 当你与对方谈话时，如果对方正确地理解了你谈话中的意思，你一定会很高兴。至少他知道你成功地完成了"听事实"的层面。

能清楚地听出对方的谈话重点，也是一种能力。因为并不是所有人都能清楚地表达自己的想法，特别是在不满、受情绪影响的时候，经常会有类似于"语无伦次"的情况出现。而且，除了排除外界的干扰、专心致志地倾听以外，你还要排除对方说话方式带给你的干扰，不要只把注意力放在说话人的咬舌、口吃、地方口音、语法错误或"嗯""啊"等习惯用语上面。同时，也要加强训练自己总结概括、结构化思考的能力，这样的训练能进一步帮助你理解别人的说话，抓住谈话的重点。

3. 适时表达 谈话必须有来有往，所以要在不打断对方谈话的原则下，适时地表达自己的意见，这才是正确的谈话方式。把注意力集中在对方身上，摆出有兴趣的样子，关注中心问题，必要时做笔记，并可发问和要求阐明他正在讨论的一些论点。这样做还可以让对方感受到，你始终都在注意地聆听并重视他所说的话。还有一个效果就是可以避免你走神或疲惫。

应注意抑制自己的偏见和争论的念头，并能够容忍对方的偏见，因为倾听只应针对沟通的信息而不是传递信息的人。

4. 肯定对方　在谈话时，即使是一个小小的价值，如果能得到肯定，讲话者的内心也会很高兴，同时必然会对肯定他的人产生好感。因此，在谈话中，一定要用心地去找对方的价值，并加以积极的肯定和赞美，这是获得对方好感的一大绝招。比如对方说："我们现在确实比较忙。"你可以回答："您坐在这样的领导位置上，肯定很辛苦。"

5. 恰当的表情与肢体语言　在社交场合中，人与人之间的交流，不仅可通过语言来表达，还可以配合到位的表情和肢体语言，如眼神、手势、姿态等，无声的语言能够使沟通更顺畅。虽然人们用语言交谈与传播信息，但语言并不是说话的全部。无论是说话者还是听话者，都还得借助双方的表情、姿态、动作等肢体语言，准确传播和接受信息。真正会说话的人，不仅会用嘴说，还会运用表情和肢体语言，把自己的心意传达给对方。在人际交往过程中，如果沟通不顺利，就可以通过观察对方的表情与肢体动作来判断。因为各种肢体动作经常会在不经意间暴露出个人或他人的意识形态和思想情况。观察他人的表情与肢体语言，可以帮助个人提前预判，进而改变当前的话题，避免尴尬。

6. 真情实意　在对方没有表达完自己的意见和观点之前，不宜过早做出结论或判断，不要做出比如"我知道了""我明白了""我清楚了"等反应。这样空洞的答复只会阻止你去认真倾听客户的讲话，或阻止客户进一步的解释。在对方看来，这种反应等于在说"行了，别再啰唆了"。如果你恰好在他要表达关键意思前打断了他，被惹恼了的客户可能会大声反抗，那就不愉快了。

请你想一想

假如你是一名药店营业员，在顾客向你描述症状、寻求用药指导时，你要注意哪些倾听礼仪呢？

能力训练一

（一）训练目的

掌握药店营业员基本沟通礼仪与技巧。

（二）训练内容

模拟顾客接待，两人一组，请一位同学模拟顾客，进店咨询购买感冒药；另一位同学模拟药店营业员，负责接待顾客，并提供用药指导与服务。

（三）能力要求

1. 模拟顾客的同学要能准确描述出感冒症状。

2. 模拟药店营业员的同学，需要掌握药店基本接待流程、交谈礼仪、倾听礼仪等。

3. 掌握基本的沟通技巧，能够进行有效的沟通，最后达成购买。

能力训练二

（一）训练目的

掌握递接名片的基本要领。

（二）训练内容

以 6 个人为一小组，每位同学事先分角色制作自己的名片，在 10 分钟内进行名片的递接，并对对方身份进行了解。10 分钟后教师进行抽查、点评。

（三）能力要求

1. 选择好自己的身份，按标准名片的内容制作自己的名片。

2. 在有限的时间内迅速了解并记住其他人物的姓名、工作单位、职务或职称，用合适的称呼与对方问候。

能力训练三

（一）训练目的

掌握介绍的基本要领。

（二）训练内容

在训练二的基础上，请学生开展自我介绍、他人介绍，并在场景内进行集体介绍。

（三）能力要求

1. 自我介绍时，介绍者采用站立姿势，面带微笑，向教师和同学鞠躬问好，恢复站姿，简要介绍自己。

2. 他人介绍时，介绍者采用站立姿势，面带微笑，向教师和同学鞠躬问好，向训练二小组成员介绍 1～2 位其余本组成员。

3. 集体介绍时，介绍者采用站立姿势，面带微笑，向教师和同学鞠躬问好，向训练二其他小组成员介绍本组成员。

目标检测

一、选择题

（一）单项选择题

1. 在鞠躬致意中，鞠躬的程度表达不同的意思，表示忏悔、改过和谢罪的是（　　）。

   A. 15°　　　　　　B. 30°　　　　　　C. 90°　　　　　　D. 45°

2. 下列不属于握手礼仪的是（　　）。

   A. "尊"者为先　　　　　　　　　　B. 目光专注

   C. 脱帽握手　　　　　　　　　　　D. 用左手与他人握手

3. 以下不属于会面致意礼的是（　　）。

   A. 合十礼　　　　B. 挥手礼　　　　　C. 拱手礼　　　　　D. 举手礼

4. "您好，我是何佳，现在是'贴心人大药房'的销售，我在上次的药品展销会上和您见过，您还记得吗?"以上介绍，属于自我介绍的（　　）。

   A. 交流式　　　　B. 工作式　　　　　C. 礼仪式　　　　　D. 应酬式

5. 护患交流过程中，不宜选择的话题是（　　）。

   A. 治疗效果　　　　　　　　　　　B. 患者感兴趣的话题

   C. 个人经历　　　　　　　　　　　D. 养身保健

（二）多项选择题

1. 下列属于倾听技巧的有（　　）。

   A. 专心，全身心投入

   B. 急着打断他人的讲话

   C. 配合对方，给予恰当的表情和肢体语言

   D. 在倾听的时候对别人的谈话表示很有兴趣

2. 一张标准名片应包括（　　）。

   A. 本人所在单位、单位徽记、具体部门

   B. 本人姓名、学位、职称或职务

   C. 本人的联系方式

   D. 本人的兴趣、爱好

3. 下列属于交谈礼仪中交谈技巧的是（　　）。

   A. 言之有理　　　B. 言之有序　　　　C. 言之有物　　　　D. 言之有礼

4. 集体介绍时，介绍的顺序是（　　）。

   A. 少数服从多数

   B. 强调身份、地位

   C. 宾主双方不止一人时，按位次高低排序

   D. 人数较多时，以抵达时间的先后顺序排序

5. 拒绝索要名片最好采用的方式是（　　　）。

　　A. 直接拒绝

　　B. "对不起，我的名片正好用完了"

　　C. "对不起，我忘记带名片了"

　　D. "对不起，我就不想给你"

二、思考题

1. 在社交场合，谁享有握手的主动权？谁享有了解对方的优先权？

2. 交换名片礼仪有何讲究？怎样进行自我介绍和为他人做介绍？

书网融合……

 微课　　　　　 划重点　　　　　自测题

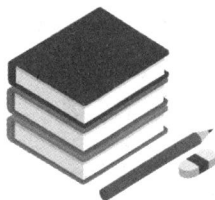

项目四 职场沟通与礼仪

学习目标

知识要求

1. **掌握** 面试准备内容及礼仪规范。
2. **熟悉** 辞职的基本流程和沟通技巧。
3. **了解** 办公室礼仪；与同事、上司之间的沟通技巧。

能力要求

1. 能够熟练掌握求职信、求职简历表、辞职信的基本格式、内容和撰写。
2. 学会灵活运用搭乘电梯、步行楼梯、办公接待、茶水间、公关办公区的礼仪；具备常见会议就座安排的能力。

📋 岗位情景模拟

情景描述 小张是卫校应届毕业生，投了简历后当地有一所医院通知他去面试。当天早上下起了大雨。小张因为路上堵车迟到了五分钟，庆幸当天上午医院人事处的老师网开一面，允许迟到的考生参加面试。虽然面试迟到了，但是小张当天的打扮可是精心搭配过的——他准备了一套黑色西装，配上新买的黑色运动鞋。进入面试间，面试官让小张先做自我介绍，由于有点紧张，小张一直没敢看面试官，面试官在他自我介绍后给了一道医学情景分析题，让其思考如何处理其中的医患矛盾。由于准备不充分，小张只能泛泛而谈，谈到紧张之处，需要不断抖腿来缓解紧张情绪。过了几天，小张查询到自己没被该医院录用，非常失望。

讨论 1. 小张面试失败的原因是什么？请帮他分析有哪些地方需要改进？
2. 面试中怎样的表现才更容易赢得面试官的青睐呢？

📖 任务一 求职礼仪

🎬 微课1

PPT

一、面试准备

面试是一种经过组织者精心设计，以面试官和求职者面对面交流为基础的一种考试活动，主要考察求职者的知识、能力、经验等有关素质指标。面试活动为应聘单位和求职者提供了相互交流和了解的平台，有利于用人单位进一步挖掘人才，也有利于毕业生在面试中提升自我、展现自我，争取被心仪单位录用。

求职面试礼仪是求职者在面试过程中应具备的言谈举止和仪表形态的礼仪规范。

它通过求职者的仪容仪态、言谈举止等方面来体现求职者的内在素养。提前了解面试的相关礼仪，能大大提升被录取概率，为职业生涯发展打下坚实基础。

（一）面试类型

1. 个别面试 一个面试官和一个求职者面对面交流，有利于双方建立良好的沟通关系，交谈内容较为广泛，能加深相互了解，营造轻松愉快的面试氛围。但由于只有一个面试官，在做出决策时会直接根据面试官的个人喜好来决定，容易有失偏颇。

2. 小组面试 由2~3人组成面试团队，对各个求职者分别进行面试。面试组成员一般由单位人事部门和应聘岗位主管部门相关人组成，对求职者进行多方位的考察，综合意见后得出面试结论，能有效克服个人偏见，提高公平度。

3. 无领导讨论（成组面试） 由面试团队（由2~3人组成）对求职者（一般5~6人一组）同时进行面试。在面试官的引导下，抛出一个主题让求职者一同讨论，或给出一些测试让大家一起完成。在此过程中，能对各个求职者的逻辑思维能力、合作协调能力、人际交往能力和领导能力进行深入考察，从中找到企业的心仪人选。

4. 电话、视频面试 为了节省双方的时间成本，很多企业采取电话或视频面试。这是一种通过手机、电脑等电子通信工具对求职者进行考核和筛选的面试方式。因为不是亲身接触，应聘单位只能通过言语信息交流来了解求职者的身份、来历、应聘职位和应聘能力；而且这种方式受到网络信号、四周环境等因素影响较大，面试容易中断，不利于观察求职者的面部微表情变化，对应变能力考察也会受到一定影响。

（二）面试前仪容仪表准备

1. 着装得体 第一印象是面试成功的重要影响因素，因此面试着装马虎不得，不适宜的面试着装，会给自己的面试成绩大打折扣。着装以整洁美观、稳重大方、协调高雅为总原则，服饰色彩、款式、大小应与自身的年龄、气质、肤色、体态、发型和拟聘职业相协调一致。具体见表4-1。

表4-1 求职面试仪表礼仪要求

相关元素	男性	女性
总体要求	服饰得体，讲究卫生	服饰和妆容得体，讲究卫生
着装搭配	西服套装配皮鞋	套裙配皮鞋
外套颜色	黑色、灰色、蓝色、藏青色等	颜色可比男性稍鲜艳一点，但要讲求美观
衬衫颜色	白色为主，长袖	白色为主，长袖
领带	领带颜色要和西装相配，沉稳为主	可不配领带
袜子	深色或黑色袜子	袜子选深色或黑色，丝袜以透明或与肤色相近为宜
皮带	黑色或与西装相配	黑色或与套装相配
发型	干净清爽，短发，刮胡子	头发可长可短，要庄重典雅

相关元素	男性	女性
首饰佩戴	以少为佳，可戴手表	以少为佳，可戴手表
是否化妆	否	可化淡妆，忌浓妆艳抹
指甲	不能留长指甲	不能留长指甲，更不可染指甲

（1）男性着装　男性主要以深色西装为主，衬衫的颜色建议以浅色为首选，可以选择白色、浅蓝色等，因为上身浅色会显得宽，下身深色会显得修长，可形成更好的搭配比例。切忌穿艳色、大花衬衣，会显得不够稳重，也不够正式。男生穿西装要系领带，领带最好是深色系。皮鞋也要注意，不要选择太过于时尚花哨的，要注意与西装搭配，建议穿深色皮鞋。袜子最好穿深色，切忌穿黑皮鞋配白袜子。

（2）女性着装　女性的穿着可以选择更多的颜色，可以穿套裙或者套装，以简洁大方为主。如果穿裙子，袜子一定要跟肤色相近，不要穿黑丝袜，黑丝袜在正式的场合很不合时宜。此外，女生可以选择佩戴一些简单的首饰，切忌夸张。在鞋子的选择上，建议穿带跟的皮鞋，这样显得比较有气质，但是不要穿得太高，以防面试过程中慌张或出错而摔倒。

2. 仪容得体　男性的头发原则上应当是黑色短发，选择适合自己脸型、身高、气质特点的发型就很好，但不要追求标新立异。男性的脸部必须保持干净整洁，面试前把胡子刮干净，但不需要化妆，切忌戴鼻钉、耳钉。女性的头发，长发或短发均可，如果是长发，一定要把头发扎起来，露出额头，这样显得更有精气神，头发的颜色建议是黑色。面部建议化淡妆，不要浓妆艳抹，不可涂颜色过于鲜艳的口红和喷浓烈的香水。指甲修剪干净，不要留长指甲，长指甲容易给人不能做事的感觉。

作为求职者，都希望能够给面试人员留下良好的形象，以此增大被录取的概率，所以做好面试前仪容仪表准备是面试成功的第一步。

（三）面试沟通准备

1. 面试中的话题准备　面试的过程其实也是双向沟通了解的过程，面试考官经常会通过提问的形式，考验面试者的语言沟通能力、应变能力以及是否具备创新思维能力。面试者对面试考官可能提出的问题，需有所准备。主要有以下几个方面内容。

（1）个人情况　一般要把自己最重要的个人信息先陈述出来，包括姓名、毕业院校、就读专业等。兴趣爱好不是重要部分，但良好的兴趣爱好和生活习惯可能会给你加分。其次，语言能力、计算机操作能力、软件处理能力、写作能力和获奖情况等也可以成为有用的信息，如果自我介绍时间不够，这部分可以在简历中体现。

（2）教育背景　包括你的学历、参加过的专业培训或专业课程等，这部分要强调最高学历，与应聘职位相关的文凭和资质。

（3）工作或实践经历　部分经历会成为你面试的亮点。如果你是刚毕业的学生，则要强调你在校期间参与的社会实践，参与策划和举行的大型活动，以及在活动中承担的重要角色、任务、做出的突出贡献。如果你有工作经历，则要强调在原工作岗位中完成的突出业绩，如帮助原单位提高效率、改善服务、提升业绩的经历，以及在原单位担任过的职务、承担的任务、做出的贡献等。

（4）**职业生涯规划**　面试官很注重员工的稳定性，一个单位培训新员工需要花费大量的人力物力，如果经常换工作会使人产生负面的形象。所以，如果原来有工作经验的同学，简历上又刚好有几段比较短的工作经历，那就要准备好去回答离开原单位的原因，面试人员很可能问原单位情况，在与面试人员沟通的过程中，不要一味抹黑原单位，这反而会让面试人员产生反感。如果是应届毕业生，没有工作经验，回答面试人员问题要从如何在工作中提升专业技能，迎接新挑战，如何积极参与单位的培训和管理中下功夫。

2. 面试中的说话之道　恰到好处的回答，能令自己的面试加分，提前掌握面试中面试人员可能会问到的问题类型，能够帮助求职者顺利通过面试。

（1）**被面试官问到为什么应聘这份工作**　回答这个问题常见的错误就是只说自己想要的，不说对方想听的。如很多人回答"医院离我家近""药企在行业内名气大""感觉医院福利待遇挺好"。面试官想听到的是你对这个岗位的热情，可以胜任这份工作的原因，还有这份工作是你职业生涯发展规划的最好选择等。如应聘医药销售岗位的工作，可以参考以下回答：我在学校就读期间有扎实的专业知识功底，也经常利用假期和课余时间参与销售兼职的工作，大量的工作经验让我掌握了与人沟通的技巧，了解了顾客常见的购买心理，本人非常希望能在销售这个岗位上挑战自己、提升自己。

（2）**被面试官问到为什么离开原来的工作岗位**　回答时一定要小心，不管过往的工作中有多少委屈，对原单位有多少不满，都不能表现出来。建议最好的回答方式是将问题归咎到自己身上，如觉得原来的工作没有自己学习发展的空间，或觉得自己在原来的工作领域已经到达瓶颈，没有升迁机会，想在新工作的相关领域多加学习，提升自我。可以参考以下回答：我在原来的医院担任导诊工作，但是该工作不能很好地发挥我的专业技能，让我得到进一步提升的机会，所以我选择到贵医院来应聘内科护士，发挥自身所学所长，更好地为病患服务。

（3）**被面试官问到自己最大的缺点**　通常面试官不希望听到直接回答缺点是什么，如果说自己小心眼、爱妒忌人、不愿意加班、没有合作意识等，用人单位肯定不会录用你。用人单位喜欢求职者从自己的优点说起，中间加一些小缺点（缺点不能明显和工作需求有冲突，可以诚实地挑性格或生活中的一两个缺点说一下，并强调自己在努力改进和克服中），最后再把问题转到优点上，突出优点的部分。可以参考以下回答：我希望钻研专业知识，充实实操技能，但是我在公开演讲方面能力比较弱，在小组讨论或分享工作学习经验的时候容易紧张。过去的一年里，我购买了一些有关沟通交流的书籍，下载了演讲的相关课程，把提升这一方面的技能当作我今后的小目标来完成。如果我成功被贵单位录用，我会主动争取在单位内部的分享会上进行演讲和汇报，以此提升这方面的能力。

（4）被面试官问到如何看待加班　任何一个单位都有可能加班，当工作任务没在规定时间内完成时，加班是理所当然的。这个问题也是考察求职者责任心和职业道德的重要一环，如果直接回答"我不愿意接受无意义的加班""没问题，随时加班我都可以"，那就显得很没有情商。作为新人，不能拒绝加班，也不能对加班抱有厌恶心理，要正确看待加班，表现出从单位整体利益的角度考虑，从个人提升的角度考虑。可参考以下回答：如果我的工作任务没有完成，我会加班完成，不拖累团队的工作。当然，我会不断提升自己的专业技能和办事效率，以尽量减少不必要的加班。如果遇到紧急任务或突发情况需要我配合加班，我会配合团队的安排，尽我所能完成自己的加班任务，争取为单位创造更大效益。

（5）被面试官问到希望与怎样的领导共事　这个是一个面试中的陷阱问题，主要考察求职者的人际交往能力和主动适应能力。如果回答"我希望我的领导有丰富的经验，能为我提供一些帮助"，那你就落入圈套了。在回答时可以着重谈论对自己有要求，自身努力的方向，尽量不要提及对领导的具体要求，应该突出自己会认真主动向领导请教学习工作经验和工作方法，以尽快适应新的工作环境，保质保量完成工作任务。可以参考以下回答：我会尽快适应工作环境，遇到不懂的问题不盲目行事，多向领导请教工作经验和工作方法，如果有做得不到位的地方，认真听取领导的意见建议，争取从领导身上学到更多经验。

（四）面试就业信息准备

1. 了解市场就业信息　就业信息一般包括国家政治经济状况，行业发展情况，用人单位的背景、发展前景，用人单位在行业内的地位，用人单位近几年的大事件，用人单位对人才的需求及用人标准（包括学历、社会实践经历及专业技能要求等），用人单位的特色产品或特色项目等。我们可以通过互联网、新闻报道、杂志文章或各种相关书籍获取信息，也可以直接到当地人才市场了解情况，还可以打电话到用人单位客服中心，从员工的服务态度和服务水平中判断单位的管理水平，做到心里有数。

2. 选择求职方式　求职有多种方式，一般人多通过职业中介机构参加招聘洽谈会，或参加各地高校举办的人才招聘会。在校期间还可以到学校的就业指导中心咨询、刊登求职广告、打电话到心仪单位咨询、上人才招聘网站定投简历，或通过对口专业报纸、杂志上的招聘广告投放求职简历等。

（五）面试心理准备

1. 调整心态，正视挑战　面试也是一场考试，面试前一定要调整心态，做好最好的打算，也做好最坏的打算，既要对自己有充分的信心，也要保持谦卑的心态，这样在面试中才能精神饱满、应答如流、发挥出色。

（1）拼劲十足的心态　拼劲十足的求职者在面试前会充分准备，把面试机会当作重要的期末考，面试前认真查资料，思考可能遇到的问题和突发情况，提前了解用人单位的基本信息，请教有经验的师长或同学，甚至提前进行面试模拟，做到知己知彼百战不殆。

（2）正确对待输赢的心态　既想要赢得漂亮，但也要做好铩羽而归的准备。一旦面试失败，要把它当作自己更进一步的经验积累，吸取教训重新振作，为下次面试做好准备。

（3）双向选择的心态　现实社会的面试其实是双向选择的过程，作为求职者，要接受用人单位的考察和比较，作为今后自己职业生涯发展的场所；也要在面试中观察用人单位面试人员素质和用人单位的实力。因此，要用沉着冷静、不卑不亢的姿态应对用人单位的考察。

2. 忌定位不当，心态不正

（1）忌自视甚高　有些求职者往往对自己定位过高，在面试中自认学历过人、长相出众、社会阅历丰富，不把面试官当回事，或对用人单位提出过高的要求，让人觉得他今后不会踏实做事、忠诚度不高，最终面试失败。

（2）忌毫无准备　有些求职者在面试前毫无准备，面试中不认真回答面试官的问题，也不根据用人单位的要求推销自己、凸显自己。这种过家家的心态很难得到用人单位的青睐。

（3）忌自惭形秽　有些求职者在多人面试的场合，特别是无领导讨论面试环节，看到别人发挥出色，学历和社会阅历都比自己优秀，觉得自惭形秽、低人一等，容易在面试中精神紧张、说话结巴、思路不清，不能发挥出应有水平。

（六）面试材料准备

"工欲善其事，必先利其器"，做好面试前的材料准备是求职成功的必要前提。对应届毕业生而言，面试材料包括毕业生就业推荐表、求职信、个人简历、成绩单及各种证书（获奖证书以及英语、计算机等各类技能等级证书）、已发表的文章、论文、取得的成果等。

1. 求职信　应届毕业生最常用的一种求职方式。可以与个人简历同时投递给多个单位，求职信一般只针对一个单位，或只投递给人事部门主管或招聘负责人，针对性更强。

（1）求职信要求

1）书写目的　求职信是用人单位在见到你本人前对你的第一印象，信件书写要认真工整，语言流畅，给用人单位留下深刻印象。

2）基本内容　求职信内容包括求职愿望、所学专业、个人亮点等情况，最后应提醒用人单位留意附带的简历，请求予以同意等。

3）基本结构　求职信由开头、正文、结尾和落款构成。要有正确的称呼和格式，在第一行顶格书写，如"尊敬的×××经理/先生/女士/小姐"，加一句问候语"您好"以示尊敬。正文部分主要是个人基本情况，最好根据招聘启事上的用人要求有所侧重地凸显自己。结尾部分可提醒用人单位回复信息，并表达自己的决心，如"我将踏实肯干，勤奋上进"。结束语后面是表示敬意的话，如"此致""敬礼"。落款部分署名并附上日期。如果有附件，可在信的左下角注明。最后，要留下个人正确的联系方式。

4）选用的纸张　求职信的信封，最好选用求职信专用信封、信纸，或带有毕业院校徽标的信封、信纸，忌选用其他院校或带有其他单位名字的信封、信纸。

5）笔迹和篇幅　信纸可以手写也可以打印，如果能写一手漂亮的书法，就最好手写，如果能确保字迹清晰工整则也无妨，因为更多人愿意相信"字如其人"。篇幅不宜过长，以800字以内较为适宜。

（2）求职信范本

求职信

尊敬的×××经理/先生/女士/小姐：

您好！

读了贵医院在××求职网站和医院主页刊登的招聘护士的启事，我特来应聘。

我即将从×××医学院护理专业毕业。在校期间，我系统学习了正常人体学、护理学基础、内科护理、外科护理、妇科护理、儿科护理、产科护理、老年护理、社区护理等专业课程，并获得大学英语四级证书、计算机技能等级证书。几年的护理专业学习，让我了解并热爱护理专业，我能熟练操作各项护理操作技术，熟悉护理记录单的书写规范，能为病患制订护理计划和健康指导，我曾在××医院临床实习十个月，实习医院对我评价良好。

学校的推荐信上，您会看到我学习成绩优良。我在校期间曾担任班长和学生会主席，在工作中我锻炼并提升了自己的团队协作能力、与人沟通能力和组织管理能力。我性格开朗，为人诚恳，乐于助人，吃苦耐劳，愿意并适合从事护理工作，能够胜任此项工作，并将踏实肯干，勤奋上进。

如果方便，期待能与您面谈。我的电话：×××；E-mail：×××@126.com。

再次感谢您的阅读。

此致

敬礼！

应聘人：×××
×××年××月××日

内附：简历一份、推荐信一份

2. 求职简历　一份好的简历，是求职成功的"敲门砖"。求职简历的结构包括以下几个方面，如图4-1所示。

个 人 简 历
PERSONAL RESUME

刘××　　求职意向：药店营业员

- 出生年月：1995 年 8 月
- 籍　　贯：湖南长沙
- 工作年限：应届
- 现　　居：湖南长沙
- 电　　话：18670083333
- 邮　　箱：19135006@qq.com

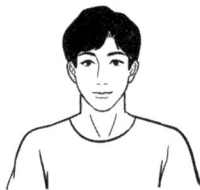

◈ 教育背景 ▶

2019.09-2021.06　　　　　　　××食品药品职业学院/经管学院　　　药品经营与管理/专科

主修课程：医药市场营销、临床医学、中医学基础、药品质量监督与管理、网络营销、商务谈判

与推销技巧、医药商务礼仪与沟通、大学英语、计算机应用。

💼 校园经历 ▶

2019.12-2020.12　　　　　　　　校学生会　　　　　　　　宣传干事
工作描述：
1. 在校宣传部担任宣传干事一职。
2. 负责校学生会各项活动宣传海报制作。
3. 负责校团委各项活动宣传。

2020.08-2020.09　　　　　　　　　　　　　　　　　　药店促销员
工作描述：
1. 负责百家好药店保健品销售管理、产品促销、售后接待等。
2. 完成保健品区域商品陈列，宣传海报制作，促销传单发放。

⚙ 个人技能 ▶

语言能力：通过大学英语 CET6、普通话二级甲等。
专业技能：熟练掌握销售各种技巧，熟悉公司商务流程。
办公技能：通过计算机等级考试（二级 C），熟练掌握 Word、Excel、PPT 等日常办公软件。

👤 自我评价 ▶

本人具备销售人员应具有的素质：积极，自信，大胆，开朗，沟通力强；专业的产品知识，谈话技巧，商务礼仪；成熟稳重，责任心强，心态稳定，敢于担当重任；有一定的营销与管理经验，接受能力强，能迅速接受新的理论与技能。

图 4 - 1　求职简历

（1）个人基本情况　一般内容如下：①最重要信息，包括姓名、电话、政治面貌、通信地址、电子邮件地址、邮编；②次重要信息，包括身高、年龄或出生年月；③一般信息，包括性别、婚姻状况、国籍或出生地、现工作单位。除非特别需要，一般不重要的信息可以避免在简历中体现。

（2）自我描述　内容可以推陈出新、不用落入俗套，但要强调你的主要经历和能力，让面试官对你产生兴趣。描述要简洁明了，一般不超过三句话。

（3）教育背景　可参考面试沟通准备中"教育背景"的描述。

（4）工作或实践经历　可参考面试沟通准备中"工作或实践经历"的描述。

（5）所获奖励　不能写成参加活动经历，要侧重描述参加活动取得的效果、所获成就。不仅要告诉面试官你有能力，而且要让其能够评估你的能力。

（6）兴趣爱好　可参考面试沟通准备中"个人情况"的描述。

（7）其他信息　这里可以展示你的其他"亮点"，如语言能力、计算机应用能力、发表文章或参与的科研项目等其他有用信息。

二、面试礼仪

（一）会面礼仪

1. 到达时间宁早毋迟　面试时，尽可能提前到达面试地点，建议提前规划出行路线，了解面试当天天气状况，至少提前 15 分钟到达，这样会提高自己的印象分，迟到会给面试者留下不良印象，甚至会失去面试机会。提前到达面试地点，可以利用这个时间修整仪容，调整紧张的情绪。面对面试官出现迟到的情况，面试者要表现得宽容大度，因为这可能是有些单位故意设计的面试环节，求职者要加强警惕。

2. 举止文明有礼貌

（1）学会等候　到达面试场合，向前台或工作人员表明来意，并安静等候。与人交谈时，多用"您好""请问""请"等礼貌用语。当听到自己名字时，要自信大方地回答"到"，并从容地走进面试间。

（2）进门先敲门　进入面试房间前，应先敲两下门，等对方说"请进"时才轻声进入，并顺便转身关门，如图 4 - 2 所示。

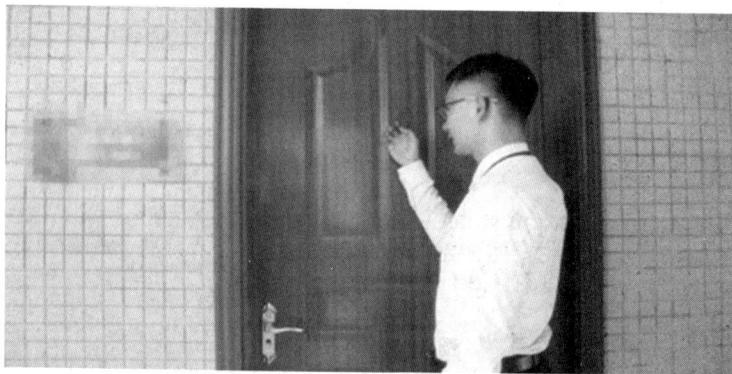

图 4 - 2　进门前礼貌敲门

（3）礼貌问候　见到面试官，应主动行点头礼或鞠躬礼，并简单问候。问候时，最好友善地望着面试官的眼睛。一般不应主动过去和面试官握手，除非他主动伸手。

（4）入座有讲究　进入面试间后，如果面试官还没坐下，你也不要急于落座。要等面试官请你落座时才能在指定位置就座，并说声"谢谢"。入座后，不要坐满整个椅子，这样显得太过自满，也不要只坐椅子的边，这样显得紧张拘谨，应该坐满椅子的

2/3。上身要自然挺直，身体稍向前倾，双手自然放在双膝上，不能抖腿或翘二郎腿。

（5）关掉通信工具　进入面试间前，应主动把手机放进随身携带的包或口袋里，并把手机关机或调至静音，以防面试过程中手机突然响铃，影响面试的正常进行，还会给面试人员留下很不好的印象，这也是面试的必备礼仪。

（二）交谈礼仪

1. 举止自然　求职者的举动以大方自然为主，表现出应有的自信，既不紧张慌乱，也不嘻嘻哈哈，如图4-3所示。在面试过程中，求职者应注意以下几点。

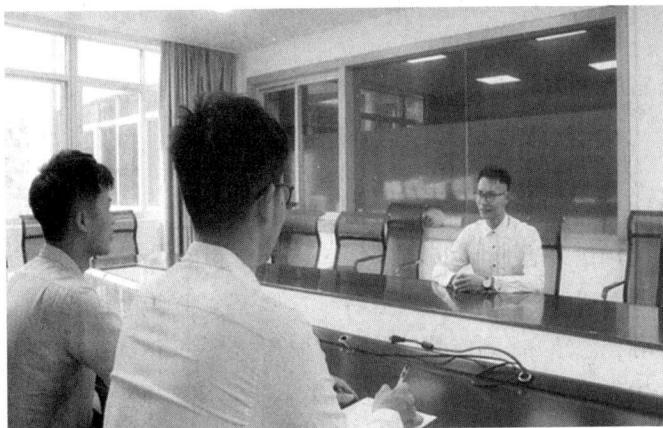

图4-3　面试中的交谈礼仪

（1）面带微笑　微笑是最美的语言。面试中保持自然的微笑，不仅能消除紧张情绪，展现你的自信，更能给面试官增添好感，拉近求职者与面试官之间的距离。

（2）眼神交流　眼神可以传达一个人的自信，也可以表达出对对方的尊重。求职者应和面试官保持眼神交流，交谈时最好把目光集中在对方眼睛与鼻子之间的三角形位置，每次15秒左右。不要目光游离、躲闪，这是不自信的表现。

（3）身体姿势放松自然　求职者在进出考场时，要自然抬头挺胸收腹，精神饱满。与面试官交谈时，不能左顾右盼，可以用一定的肢体语言协助表达，但是肢体语言不宜过多，以免让面试官反感。

（4）善于察言观色　求职者要学会仔细观察面试官的面部表情，并根据其变化及时调整谈话内容。如发现面试官心不在焉，可适时提问或转移话题，引起面试官的注意。

你知道吗

学会察言观色

面试官的不同表情和态度大有深意。

面试过程中，求职者应主动对面试官察言观色，判断面试的进程、时机，采取相应的措施，力图使自己的表现符合面试官要求。

1. 留心面试官的肢体语言　面试时，每位选手都口若悬河，回答问题时间可能远远超出面试官的限制，这令面试官非常疲惫，因而他可能会做出不断看手表、变换坐姿等动作。这些动作都在暗示：我很累了，你们超出时间了。这时要灵活变通，及时结束回答。

2. 时刻考虑面试官的需要　面试实际上是一个自我营销的过程。在这个过程中，考生要把自己当作产品，客户就是面试官。要把产品推销出去，就要考虑顾客的需求，所以读懂面试官的需求很重要。一般情况下，面试官希望从陈述中挖掘求职者的语言组织能力、口头表达能力，从语言、语气、语调及其他肢体语言感知求职者的沉稳度、成熟度等，发现求职者的个性、品质等背景，同时，面试官还希望从中鉴别一个考生基本材料的真伪。

3. 留意面试官的表情　面试官认为你的回答正确时，会面露微笑，或轻轻点头。如果他紧皱眉头，或看向别处，证明对你的回答不感兴趣，或不赞成你的说法。

2. 谈吐优雅

（1）注意文明用语　表达时少用口头语，也不要带方言。在表述时要简洁、思路清晰、有条理，少用"嗯""这个""然后"这些无关紧要的习惯语。多使用敬语，如提到面试官时要用"您"，提到应聘的单位时要用"贵公司"或"贵企业"等。

（2）不要使用太绝对的字眼　谈话中尽量不要出现"非我莫属""最""一定能""必定"等绝对字眼，以免让人产生轻浮、不踏实的感觉，也容易引起面试官的反感。

（3）不要与面试官争辩　遇到与面试官意见不一时，要先听对方把话讲完，找到对方说话的合理之处，不要据理力争，也不要接连发问。可以用"我很同意您的观点""在这一点上您说得有道理，不过我也遇到过这种情况"等，既避免了直接冲突，又可以巧妙地表明自己的观点。

3. 注意聆听　聆听是一种礼貌行为，是有效沟通的前提。认真听清楚提问和对方的表述，才能有效抓住问题的本质，及时反馈，这也是对面试官最大的尊重。倾听过程中应做到几点：①目光专注，有礼貌地注视考官并与之有眼神交流；②面带笑意，不要过分严肃；③适当回应，适时以"对""是""我想是的"等给予回应。

4. 应答得体　回答问题往往是面试成功与否的"关键节点"，求职者除了要理清思路，有的放矢，还特别要注意以下禁忌。

> **请你想一想**
> 请你针对所学内容，想想面试中怎样做才能表现得更突出？

（1）滔滔不绝　口若悬河，像决堤的洪水，使对方都没有继续提问的机会。

（2）打断对方　面试官还没问完就抢着回答，生怕失去表现自我的机会。

（3）贬低别人　刻意贬低原来的上司或同事，博得对方的好感。

（4）不懂装懂　面对不懂的问题，试图滥竽充数，表现得很博学，而这往往欲盖弥彰。

（5）刻意讨好　对面试官一味"讨好"，没有自己的独立思维和独立个性。

（三）突破面试困境的方法

1. 善于打破沉默　在面试过程中，很多求职者由于对环境陌生和对面试官的敬畏，常常不会主动打开话匣子，自我介绍也是匆匆结束，就等待着面试官问下一个问题。一旦面试官不提问，给求职者提问的机会，就很容易出现冷场，即使勉强打破沉默，也会因求职者毫无准备而语调生硬，提问不当，场面会略显尴尬。所以，求职者要在面试前做好提问的准备，面试中主动与面试官交谈，这样会使面试氛围轻松愉悦，给面试官留下深刻印象。

2. 不与面试官"套近乎"　求职者如果想要赞赏面试单位，可以提前搜集其事迹材料和亮点，列举一两件事例来说明，从而表达对这家公司的兴趣。如果过于与面试官"套近乎"，会让人觉得你别有用心，目的不纯，影响面试官对你的客观判断。在短短的面试交谈过程中，求职者应该更多地展现自己的实践能力和专业特长，让自己在人群中更出众，提高面试得分。

3. 以实例说明　求职者可能会在面试时大谈特谈自己的特长、兴趣爱好、专业技能和实践经历等，当面试官让他举例子详细说明时，则无言以对。求职者要让面试官相信自己在人际交往、领导协调和解决问题等方面有突出的才能，必须要举实例说明。俗话说"事实胜于雄辩"，一定要保证自己的谈话内容真实可信。

4. 善于提问　既要做好提问的准备，也要注意提问的时机和技巧：①不能随意打断面试官的谈话而提问；②不能过早提问福利待遇等问题。可提问公司关于培养人才的举措或晋升发展的渠道，这样会显得你比较上进。一个好的提问胜过简历中的无数笔墨，会让人记忆犹新。

5. 有清晰的个人职业发展计划　很多人可能对自己的职业生涯发展都有目标，如五年内上升到什么高度，担任部门或科室什么岗位等，但大多只有目标，并没有具体实施计划。当面试官问到具体希望怎么做，求职者可能会思路闭塞，只能草草回答。其实面试官更看重的是对自己职业生涯发展有清晰认识和具体实施步骤的求职者，任何一个具体的职业发展目标都离不开对个人技能的评估以及为胜任工作所需拟定的发展计划。

6. 不中面试官的圈套　面试官在面试时可能会考核应聘者的职业素养，作为医药卫生人才，职业操守是一个人最重要的品质。例如，面试官会问"正值疫情期间，你家里缺消毒用品，这时你发现所在的科室有你需要的东西，你会用什么办法神不知鬼不觉地把它带回家？"如果你当场就想破脑袋思考怎么偷偷地把消毒用品带回家，或滔滔不绝直接列出一堆方案，那你就中了面试官的圈套了。实际上，职业操守是所有用人单位对员工的最基本要求。

7. 不主动打探薪酬待遇　很多求职者喜欢在面试的最后打探单位的福利待遇，其实这是很忌讳的。如果一个医疗单位有意向录用你，那么也会主动和你谈起薪酬待遇的问题，到那时再详细了解也不迟。或者应聘的单位有你熟悉的人，也可以通过他去了解薪酬待遇的问题，不需要在面试时直接问起面试官，这样会让人觉得功利性太强，不是他们的心仪人选。

（四）道别礼仪

1. 主动道别　当考官想要结束面试时，可能会用"感谢你来面试""谢谢你今天的回答"等来结束，也有人会起身示意面试的结束。这时，求职者应立即停止说话，及时起身与面试官握手，表示感谢。而不应该继续滔滔不绝，或在自己感觉求职无望的情况下，刻意用最后的机会来推销自己。如果认为确有必要，可以事后通过恰当的方式与面试方沟通。

2. 礼貌离开　在面试结束要离开的时候，还要注意一些细节，如把座椅还原，面带微笑地和考官道谢，从容地走出面试间，并有礼貌地轻轻关门。遇到工作人员或接待人员，应主动点头致谢，并道别离开。即使感觉到自己录用无望时，也不应该摔门而出、扬长而去，这样会让对方感到你这个人更不能为人所用。

三、面试后续跟进

面试结束并不代表可以回家安心等候结果。求职者还应重视面试之后的礼仪，旨在加深用人单位对自己的印象，提高被录用的概率。

1. 面试后致谢　为增加求职成功的可能性，面试后的 2～3 天内求职者最好给招聘单位打个电话或写封电子邮件表示感谢。感谢电话以不超过 3 分钟为宜，感谢信要简短，不宜超过 400 字。

2. 不过早打听结果　一般情况下，面试结束后到出最后的录用名单需要 3～5 天时间。求职者在此期间要耐心等候，不要过早打听面试结果。

3. 适时询问面试结果　一般情况下，如果面试结束两周后，或者在用人单位允诺的时间到来之时还没收到对方的答复，可以打电话给用人单位询问面试结果。这样既能表达求职者对岗位的兴趣，也能从对方的口气中大概推断出自己是否有希望被录用。如果察觉到没被录用，应该礼貌道谢。如果察觉到自己是录用心仪人选之一，但对方还没做出决定，可以在一周后再打一次电话咨询。

4. 调整心情为下次面试做准备　万一在面试竞争中失败了，千万不要气馁，要及时总结经验教训，找出失败原因，为下一次面试做好准备。

任务二　辞职礼仪

当一份工作做到一定程度的时候，为了更好的职业发展，人们可能会面临着要不要辞职的问题。辞职即辞去职务，是劳动者向用人单位提出解除劳动合同或劳动关系的行为。辞职一般有三种情形：①依法立即解除劳动关系，如用人单位对员工有威胁、暴力强迫劳动，或者不按合同约定支付酬劳等，员工可以提出解除劳动合同的要求；②员工自己的意愿，提前 30 日以书面形式通知用人单位解除劳动合同；③向用人单位提出申请，双方协商一致解除合同。

一、辞职的基本流程

员工离职前需要了解与用人单位签订的劳动合同和符合《劳动合同法》中辞职的条件和时限。否则，会因为违反劳动合同需要承担法律责任。工作岗位与单位性质不同，辞职的程序也存在差异，需要员工辞职前掌握清楚。

（一）提出辞职申请

员工辞职离开公司，需提前向公司提出申请，并递交辞职信，这是必须也是最基本的一步。

1. 提出辞职的时间

（1）正式员工提出辞职，需提前1个月申请，并填写公司辞职申请表格。

（2）试用期员工需提前3天提出申请。

（3）公司辞退的员工，在收到《辞退通知》之日应立即结束工作，进行交接，即最后工作日。

2. 不合理的辞职方式　员工不向用工单位打招呼，随意脱离所在工作岗位和所在单位的行为，是不合理的，不仅会对公司正常工作经验产生影响，也使个人形象减分，甚至会影响以后的求职。

（1）辞职未获公司批准而擅离职守。

（2）工伤、病假、探亲、年假、婚假等超期未及时续假不来上班。

（3）任意离开工作岗位，不办理任何手续。

员工未办理任何手续，擅自离岗属于旷工行为，严重违反了公司有关纪律的规定，公司将无偿解除劳动关系。

（二）与上级面谈

这是辞职过程中最重要的一步，员工的辞职请求能否得到批准和支持，关键在于上级领导是否批准。在和上级领导详谈之前，必须准备好辞职的充分理由。如果员工平时的工作表现还不错，或者是公司的骨干力量，那么上级领导很可能会拒绝员工的申请，提出挽留，探讨改善工作环境、条件和待遇的可能性。

如果真心想辞职，就必须给出合情合理的理由去应对，想方设法地表明个人的立场，并坚持自己的初衷。切忌不辞而别，那是极其不负责任的行为，会造成非常不良的影响。说出很多对公司、对同事抱怨的话语，同样是不恰当的。

（三）交接工作

在和主管谈妥了具体辞职意向并征得同意之后，就应该开始着手交接工作。在公司还没找到合适的接替者的时候，应该一如既往地努力做好本职工作，站好最后一班岗。而即使在接替的人来了之后，员工仍必须将手头的工作交接完毕才能离开公司，以尽到自己的最后一份责任。

1. 物资交接

（1）本部门　辞职员工应将文件资料、档案等所有纸质及电子文档与部门负责人进行交接。

（2）办公室　辞职员工应将办公物资、工作证、名片、钥匙等交接给办公室负责人。

（3）其他　公司其他财物应与相关部门办理好物资交接。

2. 工作移交　部门主管在确定员工辞职信息后，应尽快安排辞职员工进行工作交接，并填写《辞职手续移交表》。所有移交工作必须有详细的书面记录，电子档应该有详细的归类，使移交后的工作能够顺利进行。

（四）人事手续

决定辞职之后，会有一系列人事手续要办，一般来说是由原单位开出退工单，并将员工的档案转出。另外，养老关系和房屋公积金等也需要一并转移。假如员工已经找到了新单位，那么只要将原有的劳动关系转到新单位即可；假如员工是待业或者出国等，那么就必须咨询有关部门后妥善处理，以免将来需要用到这些关系的时候发生不必要的劳动纠纷。除了办理好工作关系手续，个人还需要进行财务及工资结算，以免因公司财务未能清算而被公司追责。另外，个人的工资也一并与财务结算清楚。

1. 财务结算　员工凭《辞职手续移交表》到财务部结清备用金、未报销款项及拖欠未付的公司借款、罚金等，经相关部门主管审批后必须在《辞职手续移交表》上签署意见。

2. 工资结算　在工作移交及财务结算完毕后，员工持审批后的《辞职手续移交表》到人力资源部办理工资结算。人力资源部根据其出勤状况、奖惩状况及其直属部门主管的绩效考核状况，核算出实际工资，呈总经理处审核，审核同意后交财务处核算薪资。

（五）开辞职证明

按正常途径，离开的时候要开辞职证明，有些公司招聘的时候要看辞职证明。

（六）储存工作档案

在辞职前，应当做一个有心人，平日做好业务知识管理。将每项业务的程序与必要技能，都用文字记录下来，储存在档案或电脑里，这样离职时才可以移转出去。这种做法不但有利于接替者，对自己也有好处。任何业务或经验，若不能够加以整理、记录，就很难转化成个人财富。这种积累是可以重复使用的，更是在公司内持续升迁，或取得外界机会的必备条件。

二、辞职申请书撰写

夸张一点来说，稍微大型一点的公司每天都上演着"辞职风云"。虽是正常之事，但如果辞职处理不当，后续难免多有麻烦且可能会对今后的职业生涯造成一些负面的影响。小小一纸离职申请书，却能够发挥不小的作用，正所谓"好聚好散、留个好印象"。

辞职信和应聘信一样，都应有一定的格式，而一封合格的辞职信一般必须包括以下内容：辞职原因、辞职期限、工作的交接、向公司表示感谢的礼貌用语。也可以再加上一些个人的意见和建议，推荐合适的接班人等内容，但措辞和语气一定不能过激，以免给他人形成不良印象。

（一）辞职申请书格式

辞职申请通常由五部分构成。

1. 标题 在申请书第一行正中写上标题，即"辞职申请书"，标题要醒目，字体稍大。

2. 称呼 要求在标题下一行顶格处写，要表示出敬意和爱戴之情。

3. 正文 申请书的主要部分，正文内容一般包括三部分。首先，要提出申请辞职的内容，开门见山让人一看便知。其次，申述提出申请的具体理由。该项内容要求将个人有关辞职的详细情况一一列举出来，但要注意内容的单一性和完整性，条理清晰使人一看就能理解。最后，要说明个人提出辞职申请的决心和个人的具体要求，希望领导解决的问题等。

4. 结尾 结尾要求写上表示敬意的话。如"此致""敬礼"等。

5. 落款 辞职申请的落款要求写上辞职人的姓名及提出辞职申请的具体日期。

（二）辞职申请书范本

辞职申请书

尊敬的××领导：

自××××年×月入职以来，我一直都很享受这份工作，感谢各位领导对我的信任、栽培及包容，也感谢各位同事给予的帮助和关心。在过去的时间里，公司给予我良好的工作环境和学习机会，让我不断充实与完善自我，增强个人综合素养，丰富了业务知识和实践经验。再一次对公司的照顾表示真心的感谢！作为集体中的一员，我认真工作，积极进步，尊敬领导，团结同事，尽自己最大的努力回报公司。

但因为个人身体的原因，需要一段时间休养，超出了公司许可的休假时间。经过反复考虑，我最终决定向公司提出辞职申请，并希望能于今年×月×日正式离职。希望领导能早日找到合适的人手接替我的工作，我会尽力配合做好交接工作，保证业务的正常运作，对公司、对客户尽好最后的责任。

希望公司对我的申请予以考虑并批准。

此致

敬礼！

申请人：×××
××××年××月××日

三、辞职沟通技巧

辞职也是一门艺术，若决定辞职，不仅对你自己有影响，对同事、对上司，甚至对部门都会有影响。所有最好做法是直接跟主管提辞呈，诚实地说明自己辞职的原因。

（一）言语要得当

辞职的过程中，与上司、同事、客户沟通，也是一门语言表达艺术。用真诚的语气表达自己辞职的原因，从语气、语调上显示自己的弱势，博取同情，以便顺利通过申请审核。辞职的原因有很多种，大致有以下表述。

1. 身体原因　由于经常加班或工作量较大，导致压力太大，身体不堪负荷，出现某些症状，不得不辞职回家调养身体。

2. 创造力下降　觉得工作枯燥乏味、程式化，创造力也在下降，没有太大发展空间。

3. 缺乏职业发展机会　目前的工作已经让你学不到新的技能，或者不能在工作中有所成长时，也许应该考虑一下别的公司了。在现有职位停滞不前会让你失去更多的发展机会。

4. 屡次和升迁擦肩而过　个人的工作与业绩都有目共睹，但在升迁时却总是与机会擦肩而过。

5. 付出得不到认可　如果公司运行很好，但你的努力，无论是从物质上还是其他方面，总得不到应有的认可的话，就应该考虑是否继续。

6. 公司价值观和个人的存在差异　公司的价值观、企业文化和企业使命和个人的道德、价值观不合拍，个人对所从事的工作失去信仰。

（二）举止要大方

在办理辞职手续时，举止大方、自然，微笑地注视着领导，用心倾听。不能觉得自己要离开，就无所顾忌，大声说话，与有矛盾的上司或同事争吵。

发短信或打电话告知服务客户自己已经离职，请求客户一如既往地和公司合作愉快。在公司负气离开、在顾客面前泄露商业机密、抹黑公司的行为都是不可取的。这样的行为不但不会获得客户的感激，反而会在顾客印象中产生不佳形象。

配合公司完成财产交接，不带走公司任何公共财产，哪怕一个小小的订书机。抹去你的电子足迹：清空浏览器缓存，删去办公室登录个人邮箱或网上银行账户时输入的密码，并删除电脑上任何与工作无关的个人文件。如果公司要求保留一些工作文件，那么不要删掉它们。

离开前与上司和同事友好地道别，感谢上司和同事对自己的帮助。

任务三　办公室礼仪与沟通

PPT

办公室也是一个社交场合，大家一同在这里沟通、交流，它是对外联系、接待客户和贸易伙伴的重要窗口。办公室的礼仪不仅是对同事的尊重和对公司文化的认同，更是每个人为人处事、礼貌待人的最直接表现。办公室礼仪涵盖的范围其实不小，电话、接待、会议、网络、公务、公关、沟通等都有各式各样的礼仪。注重办公礼仪与沟通不仅有利于塑造个人和公司良好形象，展现个人素质，也可以为个人前程发展助力。

一、融入职场团队

（一）办公室日常工作礼仪

1. 仪表礼仪　办公室着装礼仪一直被职场人士注重，因为服装无声地诠释了职业人的职业和工作态度，体现职业人的自豪感、责任感，是敬业、乐业在服饰上的具体表现。

（1）办公室着装礼仪的基本要求是整齐、清洁、挺括、大方。最常见的着装是职业套装，女性可以选择合身的短外套，既可以搭配裙子，也可以搭配长裤。不得穿超短裙、露脐装等过分暴露的衣服。

（2）鞋子最好是高跟或者中高跟的皮鞋，因为有跟的皮鞋更能令女性体态优美。夏天最好不要穿露趾的凉鞋，更不适合在办公室内穿凉拖，凉拖固然穿脱方便，但给人懒散的感觉。男性不得穿短裤、拖鞋进入办公室，不得卷起裤腿，鞋袜保持干净，避免办公室出现异味。办公室着装整体呈现出稳重、大方、得体、内敛等特质，服饰选择讲究典雅大方、注重细节。

（3）要勤于修剪指甲，女同事可以涂淡色指甲油。保持口腔卫生，上班前不喝酒和吃有浓烈气味的食物。女士可以化淡妆上班，男士不能留长胡须，要勤于修理。

2. 举止礼仪　在单位的举止礼仪可以体现个人气质和形象，也能为自己加分。

（1）坐在座位上时，应双脚平行放好，不翘二郎腿，移动椅子时尽量抬起来，切忌直接拖动。

（2）在单位内与同事相遇时，应主动点头致意，握手时注意目视对方，不弯腰点头，要热情大方，不卑不亢。伸手时，同性间应先向职位低或年纪轻的伸手，异性间应先向男方伸手。

（3）递交文件时，要把正面、文字面向上递给对方，如是钢笔或剪刀等尖锐物品，应把尖锐处向自己，使对方容易接上。

（4）走在通道或走廊时，要放轻脚步，特别是在医院，要做到"走路轻""说话轻""关门轻""操作轻"，在走廊遇到客人或患者要主动礼让，不能抢行。

3. 环境礼仪

（1）不在公共办公区吸烟、扎堆聊天、大声喧哗等，禁止在办公用品和公共设施上乱写乱画，出入卫生间用过的纸团及时扔进指定垃圾桶，洗手后及时擦干，不水花四溅。

（2）尽量自备水杯饮水，除非是接待来宾，一般不用一次性水杯，减少浪费。

（3）个人办公区要保持办公桌面清洁整齐，最好把办公物品分门别类放置，在办公桌上做一下区域划分，这样办公物品看起来会整齐有序。办公桌上最好不要摆放太多与工作无关的个人物品，如餐具、零食、玩具等，有可能引致老鼠、蟑螂的啃噬。

（4）离开办公室前，要把个人贵重物品随身带走，办公桌上的物品和桌椅及时归位，并把个人办公区域所有电源关掉。如果有涉及商业机密的文件或物品，要存放到指定抽屉并锁好。

（5）不得擅自带外来人员进入办公区域，如有客户要洽谈，可安排到洽谈区。

4. 语言礼仪　在办公室与同事交谈要文明有礼，落落大方，不在背后议论同事，不随便在办公室抱怨生活中的人和事。

（1）办公室不是我们倾吐心事的好地方，总有人觉得多和同事交心就能拉近大家的距离，使彼此更亲密友善，实际上我们抱怨的人和事容易被喜欢搬弄是非的人所利用，对自己不利。

（2）不要在办公室当众炫耀自己，俗话说：低调做人，高调做事。我们如果有过硬的业务知识和业务能力，应该在工作中表现出来，帮助企业或单位取得更好的业绩，何况强中自有强中手，比我们能力强的人大有人在，不应该骄傲自满。

（3）要学会适时表达意见，不人云亦云。如果工作上经常处于被动，遇到不合理的安排也忍气吞声，只会容易被工作压垮。应对工作有清晰的规划，对安排有自己的想法，及时发出自己的声音，敢于摆事实、提意见。

5. 开关门礼仪　在办公区域开关门都要注意轻推、轻拉、轻关，特别是在医院，应对护理人员的开关门礼仪特别重视。

进入他人的房间一定要先敲门，敲门时用食指轻声敲两三下即可。如果是同级、同辈者进入，要互相谦让。走在前面的人开门后要为后面的人拉着门。假如是不用拉的门，最后进来者应主动关门。如果与长辈、客人一同进入，应视具体情况而定。

（1）朝里开的门　东道主应先入内拉住门，侧身再请长辈或客人进入。

（2）朝外开的门　东道主应打开门，请长辈、客人先进。

（3）旋转式大门　自己先迅速过去，在另一边等候长辈或客人。

6. 用餐礼仪　现代工作节奏快，很多时候我们需要把食物带到办公室去用餐，这时我们需要注意以下细节。

（1）尽量不带有浓烈气味的食物回办公室，以免用餐完毕后味道长时间难以散去，影响其他同事接下来的工作。有部分同事可能对浓烈气味过敏，也要特别注意，以免影响别人身体健康。

（2）用餐时间不宜过长，有部分同事可能用餐完毕就要及时休息，为下午的工作做准备。所以大家用餐时间注意控制好，以免影响他人休息。

（3）用餐时切忌大声说笑，或嘴巴含着食物说话。想对别人说话时，先把食物咽下，以免引起食物四溅，影响个人形象。

（4）用餐时要备有餐巾纸，如果饮料或食物不小心溅出，可及时清理，也可以用餐后及时整理个人卫生。

（5）用餐完毕后一定要及时清理桌面和四周，以免留下垃圾遭老鼠、蟑螂啃噬。

（6）开口没喝完的饮料罐，不要长时间放在办公桌上，应该及时扔掉。如果不想立即扔掉，可以先把它藏到不容易被人发现的地方，等到空闲时及时喝完。

（7）用餐后及时把餐具洗干净，如果是一次性餐具应统一扔到垃圾袋内及时扔弃。如果实在有急事不能及时处理，应该礼貌地请同事代劳。

7. 其他　打断会议不要敲门，进入会议室将写好的字条交给有关人员就好；办公室交谈时应起身走近，声音以不影响他人为宜；当他人输入密码时自觉将视线移开；没征得别人的同意，不随意翻看别人的私人物品或文件材料；同事间约定的事情要及时做到，借别人的东西及时归还，并表示感谢。

（二）办公设备使用礼仪

1. 使用计算机礼仪　计算机外壳和鼠键套装要时常保洁，每个月要定期对计算机杀毒，不要在病毒发作日使用计算机。不随意安装与办公无关的软件，安装办公软件要在正规的途径和网站下载，谨防携带病毒。如有需要保密的文件，要设置保密密码。

2. 接打办公电话礼仪　接打电话时说话态度要亲切，语调要和蔼，表达要清晰、简洁。接听电话要及时，电话响三声内及时接听，挂断时要说谢谢，在对方挂断后方可轻轻把听筒盖回座机上。一般不要随意使用办公电话接打私人电话，保持电话畅通。每一个重要的电话都要做好详细的电话记录，包括来电时间、单位及联系人、通话内容要点等。

3. 收发传真礼仪　传真应当包括联系信息、日期和页数。发传真前一般要提前和对方联系，确保对方能及时收到。最好使用本单位专用传真纸发送，必须传送图片时，以黑白为宜。未经允许不能私发传真。

4. 使用复印机礼仪　复印机是办公室使用频率较高的设备，一般使用要遵循先来后到的原则，避免和同事发生争执，如图4-4所示。不要把私人资料拿到办公室进行复印。如遇到复印机卡纸或没炭粉，要及时处理，如遇个人不会处理的，及时找同事或技术人员帮忙，确保复印机运行顺畅。使用机器后，及时将其设为节能待机状态。

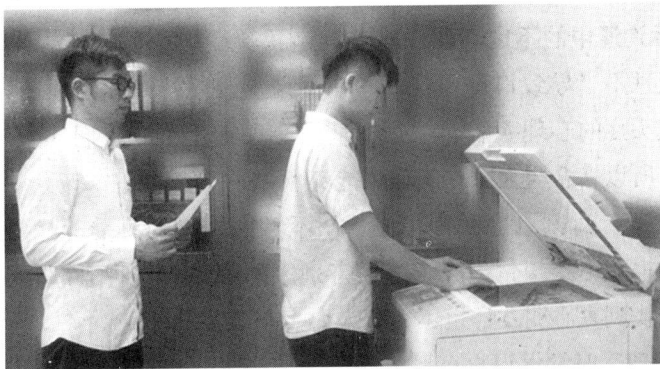

图4-4　有序使用复印机

（三）个人办公区沟通要点

1. 与同事的沟通

（1）尊重同事　包括尊重同事的个人喜好和个人隐私。切忌到处打听传播同事的秘密，不背后议论同事，不和同事随意开玩笑，不拉帮结派。

（2）正确称谓　与同事沟通时不要直呼对方全名，比自己年长的同事，可以加上他的职务或技术岗位，且就高不就低，如以"某某主任"或"某某主管"相称；比自己年龄小又没有职务和技术岗位的同事，可以用"小＋姓氏"相称。

（3）讲求诚信　答应同事的事情要及时落实，如果因特殊原因无法做到，要诚恳地和对方说明原因，取得对方的谅解。

（4）关心同事　遇到同事有困难，可主动询问，关心同事，在自己力所能及的范围内伸出援手，建立良好的人际关系。

（5）主动澄清误会　如在工作上和同事产生误会，应主动澄清。如果是自己本身的问题，要主动道歉；如果是同事的问题，要及时与其说明，避免误会扩大。

（6）公平竞争　与同事在工作上难免存在竞争关系，但是切忌耍小手段坑害同事，或窃取同事的个人隐私要挟同事。对待资历较深的同事，要主动请教，多学多问。

你知道吗

各地有意思的打招呼方式

在北京，打招呼喜欢用"您"，如"早呀您呐"！"来了您呐"？"吃了吗您？"

在山东，如果听到有人喊你老师，别沾沾自喜，不是因为你看起来有文化，只能说明他是济南人。

在天津，你一定要学会喊姐姐，年轻的叫"小姐姐"，年长的是"老姐姐"。

在四川，打招呼被人调侃是"明知故问"。单位遇到称呼"幺妹儿，来上班哇"，食堂遇到称呼"哥（锅）老倌，吃饭哇"。

在东北，称呼"老弟""老妹儿"。

在广东，称呼帅哥、美女为"靓仔""靓女"。

2. 克服人际沟通中的不良心理　现实中，很多人能把工作完成得很完满，但可能因为人际关系处理不当导致口碑不佳，影响升迁。因此，人际关系压力成为继工作压力后第二大让人头疼的心理疾病，一些不良的心理不仅影响我们的人际关系，还会对健康造成影响。所以，希望大家在工作中能克服以下不良心理。

（1）自我心理　时刻以自我为中心，从不考虑别人的感受，只要方便自己就行，在做事中讲求回报，不希望付出，容易损害别人的利益。这种心理在人际交往中非常不受欢迎，很难找到真心朋友，也不会有人愿意与其搭档。

（2）自大心理　时常觉得自己胜人一筹，用高人一等的眼光看待别人，常常不信任同事和伙伴，认为自己的方法和思路才是对的，甚至会笑话别人，听不进别人的意见。这种心理对同事的伤害非常大，也难以令人信服。

（3）猜忌心理　常常觉得别人对自己另有所图，用不信任的眼光去看待身边的人和事。当看到同事在议论的时候，会觉得大家在说自己坏话，容易捕风捉影，结果是自寻烦恼，工作效率低下，还影响个人健康。

（4）功利心理　在交朋友时常常会在心理衡量，是否能为自己所用？对自己升迁是否有利？只结交对自己职业生涯发展有帮助的人，把别人当作自己升迁的垫脚石，拿完别人的好处后就过河拆桥。这种在人际交往中爱占便宜的心理，会使自己在同事间评价低下，也很难有知心朋友。

（5）妒忌心理　常常看不惯别人成功，当别人获得一定成绩时，不是衷心祝贺，而是猜忌和怀疑别人暗地里使了手段去获得成绩。当看到别人受挫时，不是伸出援手，而是落井下石，幸灾乐祸。这种消极的心理会使人背上沉重的心理包袱，也会让身边同事反感。

（6）自卑心理　常常会以自己能力不足、家境不优越、外貌不突出、沟通能力不强等来贬低自己、否定自己，只看到别人的长处，用自己的短处来对比别人的长处，缺乏应有的自信心。在为人处世中过于沉默，不喜欢表现自己，工作上缺乏主见，容易随波逐流，对自己反对的事情不敢发声。这种心态长久下去容易让自己失去魅力，缺乏独当一面的能力，也会阻碍自己职业生涯更进一步，只能长期碌碌无为，最后容易被时代抛弃。

3. 与上司的沟通

（1）深入了解上司　很多人在工作中对上司有敬畏心理，久而久之就不愿意主动和上司接触，甚至把自己和上司置于对立面，对上司安排的任务习惯抱怨，大大阻碍了和上司间的互相了解。了解自己的上司也是做好工作的一个前提，包括上司的工作风格、工作态度、工作要求、工作习惯，甚至工作倾向性，了解上司本人的优缺点，能够帮助自己巧妙避开上司的锋芒，有效沟通，促进工作的顺利开展。

（2）充分了解自己　除了对上司的工作习惯有所了解外，对于个人来说，应该对自我有充分的认识。针对现有的工作环境对自己做 SWOT 分析，罗列自己的优势、劣势，身边的机遇、威胁，从而对自己当下境况有一个全面、系统和较为精确的研究，再根据研究结果制定相应的发展战略和计划。

（3）让上司全面了解你　在充分了解完上司和进行自我解剖的同时，也要让上司全面了解你。懂得和同事沟通，也要懂得与上级沟通。上司充分了解你，才能充分授权给你，让你发挥所长，为所在工作单位贡献价值。

与上司沟通的技巧如下。

1）要及时回应　如遇到上司安排任务，应及时回应，并做好记录。任务完成后，及时和上司汇报。

2）要多请示意见　如遇到上司下达的任务有不理解或模棱两可的地方，一定要及时请示上司，取得其最明确的回复，不要胆小怕事，过于拘谨，这样反而会让上司觉得你难成大器。

3）沟通内容简洁 上司大多公务繁忙，也非常讲究效率，最怕长篇大论，言不达意。简单的表达本身就是汇报者总结能力、语言能力的体现，提前做好准备，打好腹稿，用简洁的语言和行动与上司进行短暂交流，往往可以起到事半功倍的作用。

4）举止大方 对上司的尊重是必要的，但是过于谦虚往往会让自己的观点失去锐气，更会使上司心里产生反感。与上司沟通，言谈举止之间不卑不亢，从容对答，给上司留下自信、中肯、大度的好印象，成为他心目中的可选之才。

5）善于聆听做听众 和上司的沟通一定是双向互动的，彼此交流、了解对方的观点和想法非常重要，尤其是吃透上司对相关问题的思路。不要急于发表个人意见，要有足够的耐心去聆听和领悟。假如只顾自己，滔滔不绝，会让人感觉有些妄自尊大，给上司形成不好的印象。

6）勿贬低别人抬高自己 和上司沟通往往会涉及他人，上司也希望通过听你对他人的评价，以增加对他人的了解。作为汇报人一定要紧密围绕"对事不对人"的原则，在分析"事"方面的具体不足时，提出对"人"的见解，但不要下定论，留给上司自己判断的空间。这样的沟通，会留下为人厚道、处事公正的好印象，上司会非常满意这种汇报。

二、办公礼仪与沟通

（一）搭乘电梯礼仪

1. 等候电梯 与同事、客户、上司或长辈在等候电梯时，要主动按电梯按钮。等候时应主动站在门口两侧排队。

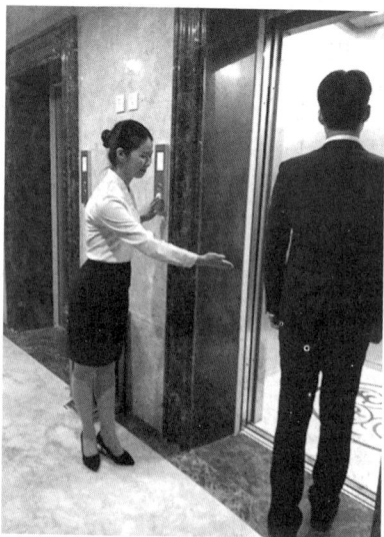

图4-5 进入电梯

2. 进入电梯 电梯开门后，应遵循"先出后进"的礼仪规范，切忌争先恐后，有失风度。若与客户、上司或长辈一同乘梯，视人数多少决定进入顺序：如对方只有一人，应先请对方入梯，以示尊重；如对方不止一人，应自己先入梯，并一手按下"开门"按钮，一手放在电梯侧门上，再请对方入梯，如图4-5所示。

3. 在电梯内 进入电梯后，应主动按下要去往楼层的按钮，如与客户、领导和长辈一同乘梯时，应主动询问对方去往的楼层，代为按钮。如果电梯内有专人负责楼层操作，则应礼貌报出自己去往的楼层，并说声"谢谢"。

在电梯内，不可大声说话或抽烟，以免影响他人，也影响个人和公司形象。在电梯内，如遇电梯拥挤，应主动和他人保持些许距离，不应紧贴他人站立，以免引起他人反感。如不小心踩到或与他人产生碰撞，应主动道歉，不可装作若无其事，这样会显得特别不礼貌。

4. 走出电梯 电梯到达目的地后，要及时走出电梯，不可磨磨蹭蹭，耽误他人时间。如自己所处的位置靠后，应主动说声"不好意思"，再请他们让路。若与客户、领导和长辈同出电梯，应自己先出，然后一手放在电梯侧门上，等候对方来。如有残疾人员同时出电梯，应耐心等候并加以协助。

（二）步行楼梯礼仪

个人上下楼梯时，应靠右行走。与他人一同上下楼梯时，应根据同行对象决定先后顺序。一般而言，引领他人上下楼时，都应走在前面；与上司、长辈同行，若是上楼应走在最后面，如图 4-6 所示；若是下楼则应走在最前面，如图 4-7 所示。与女士同行时，只有下楼才"女士优先"，上楼则应该走在女士的前面带路。一般情况下，除工作原因，都不应该在楼梯间逗留太久，以免阻碍道路通行。

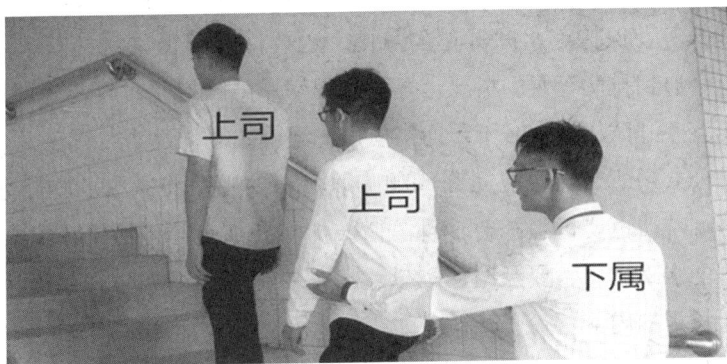

图 4-6 上楼梯礼仪

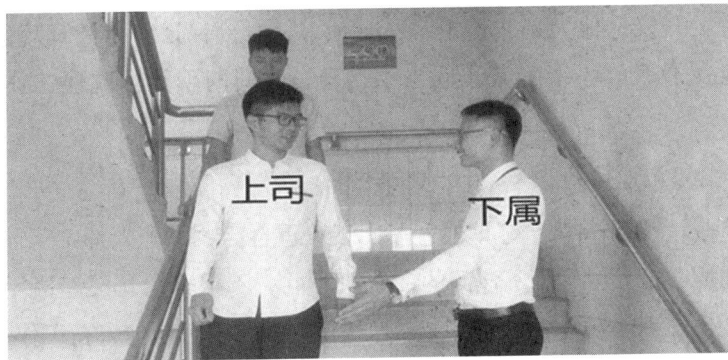

图 4-7 下楼梯礼仪

（三）办公室接待礼仪

1. 对内接待 领导到达办公室时，首先应放下手中工作，站立微笑，向领导问好。若领导示意继续工作，即可坐下继续工作。若领导希望交谈，应先拿好椅子请领导就座，同时记得奉上茶水。如领导到达营业区，如药店、医药公司营业场所，作为药店店长、销售经理等管理人员，应主动与领导问好，随同领导参观、检查营业区，准确无误地回答领导的问题。若领导未提出问题，不要冷场，应主动向领导介绍自己所负责区域最近的工作情况，有哪些成果及存在的问题而即将整改的。同时，手中常备小记事本，针对领导提出的问题及时记录，并汇报对于问题的整改意见及工作思路。

2. 对外接待　如果约了客人在接待室等，应及时通知接待员客人的姓名和约见的时间，麻烦接待员提前备好茶水。到了接待时间，应按时在接待室和客人会面，不要让对方等得太久，失礼于客人。客人到来时，要找的负责人不在时，要向客人说明等待理由与等待时间。如果客人不愿意等，可请客人留下电话、地址及留言；若客人愿意等待，应该向客人提供茶水、杂志等。

（四）茶水间礼仪

为了体现公司的人文关怀与人性化管理，许多公司设有茶水间，一个温馨舒适的茶水间不仅体现了公司对员工的关怀，还能有效促进同事之间的交流、信息的传递、工作效率的提升等。保持茶水间舒适的氛围，也要注意遵循文明礼仪。茶水间泡茶、冲咖啡时难免会遇到排队等候的情况，等待过程切忌急躁抱怨，或者蜂拥挤入茶水间，一定要耐心而有序排队，接水时不要拥挤争抢，记得文明礼让他人。

茶水间是公共场所，当冲泡完茶或咖啡以后，要随手将茶袋、咖啡包装袋带走，桌面的茶渍、咖啡渍也要记得随时清理。微波炉不要加热味道过于浓烈的食物。如果看到饮水机里的水喝完了，要及时主动补水。不要把用完的咖啡杯放进洗碗池里，将垃圾分类丢入垃圾桶内。

在茶水间巧遇领导或同事时，要微笑示意、礼貌招呼，主动找话题和别人简单地聊天，不可视而不见。茶水间是同事之间休息与信息交流的场所，但是聊天内容要把握得当，切忌公开议论他人是非长短、八卦琐事，时刻保证茶水间环境的安静和谐，不要打扰到他人休息，不能把茶水间当茶馆，长时间的聊天会耽误工作，造成不良影响。

（五）办公室沟通技巧

1. 尊重他人，随和待人　尊重他人等同于尊重自己，每个人都希望被认可、被尊重，所以在与同事的接触中，不该问的话坚决不问，不该开的玩笑坚决不开，不在任何同事面前说三道四。对每一位同事都平等相待，不要因为与他人在工作上意见不合，就与人不说话，这样不利于同事之间的团结。有时候一句简单的问候，就能营造和谐的氛围，使工作更加顺利。

2. 面带微笑，眼神交流　微笑是人类最美的表情，它能消除人与人之间的隔阂，拉近彼此的心灵，能使人们的生活充满阳光，能让困难和挫折变得渺小。和同事相处，无论何时何地都应保持面带微笑。和对方说话时，一定要有眼神交流。

3. 讲究诚信，宽容待人　诚信是人与人之间沟通的基础。我们在与同事相处时，要树立"诚信第一"的观念，答应别人的事情要做到言必信，行必果。如果因为某种原因，未能完成答应同事的事情，要诚恳地向对方说明，并取得对方的谅解。对于他人的缺点或过失，切忌作为玩笑挖苦或者嘲笑他人；对于他人对自己的议论，也不要追根问底，以一颗平常心对待，有则改之，无则加勉。当然在工作中难免会和同事有一些磕磕碰碰，这时，要学会主动找同事和解。如果是自己的问题，要主动向对方承认错误，可解冻、改善与转化同事之间的沟通问题，让人豁然开朗；如果是同事对自己的误解，要主动而真诚地向对方解释清楚，相信一定会赢得对方的理解。总之，宽容是一种美德，它会让周围的人更加尊重你。

4. 是非面前，保持中立　有人的地方就有是非，所谓"水至清则无鱼，人至察则无徒"。当同事在说他人是非时，要学会巧妙地保持中立，适当地应和几句，对于没有弄清楚的事情千万不要发表明确的意见，要学会在是非面前"参与但不掺和"。

5. 沟通交流，因人而异　经常有新人，在初入职场时，不知道要如何正确地与同事、上级沟通与交流。事实上，职场的人际沟通常常会因人性格、年龄、爱好、经历等不同，也有所差异。和年轻人在一起，食物、衣服和生活中的趣事都是很好的话题；而年龄大一点、有孩子的同事，在一起话题都离不开孩子，可以做一名听众听他们说说孩子的趣事，应和几句；和年长的同事聊天，要有一种请教的姿态，表现出你希望听到他的建议和教诲。当然，这些都要因人而异，所以在平时要多留心同事的爱好和性格，寻找共同的兴趣点。

6. 关心他人，共同协作　与同事之间的沟通，"情"字很重要，无论是在工作中，还是在生活上，都要学会和同事沟通感情。同事在工作中遇到难题向你请教时，要耐心地解答，做到知无不言，言无不尽；同事在生活中遇到难处时，要在精神上或者物质上及时给予帮助，使他感受到温暖。某些工作需要与同事配合进行时，要学会主动承担责任，不斤斤计较。这样，会让同事认为你是一个很好的合作伙伴，从而愿意与你共事，工作的效率也会提高很多。

总之，办公室的工作比较繁杂，想要担任好自己的角色，就要学会处理方方面面的关系。要学会沟通，有效的沟通不仅能使工作环境变得轻松愉快，还能在开展各项工作时，更加游刃有余，在无形中提升企业整体形象。

任务四　会议礼仪

PPT

会议，通常是指将特定范围的人员召集在一起，对某些专门问题进行研究、讨论，有时还需做出决定的一种社会活动的形式。是有组织、有领导、有目的的议事活动，它是在限定的时间和地点，按照一定的程序进行的。随着社会经济发展，会议越来越成为商务活动中必不可少的一部分。会议礼仪是参会人员应当遵循的礼节和仪式，熟悉商务会议的礼仪规范，不仅能展现自我形象，更是尊重自己、尊重他人的表现。

按参会人员来分类，会议基本上可以简单地分成公司外部会议和公司内部会议。公司外部会议，可以分成营销会、研讨会、座谈会等；公司内部会议包括定期的工作周例会、月例会、年终的总结、表彰会以及计划会等。按照会议的流程，可将会议分成会议前、会议中、会议后三个部分。

一、会议前礼仪

（一）参会人员会前准备

作为参会人员，参加会议前，必须提前了解会议召开的地点、时间，交通出行路线、与会人员、参会议题等。了解会议对参会人员着装和形象有无明确要求，如无明确要求，与会人员着装要整洁大方，美观得体。值得注意的是，女士应选择端庄典雅的衣服和素雅的发型，化淡妆，不要选用香气过于浓烈的香水。应提前15分钟到达会议地点，一方面可以用来整理仪容仪表，一方面可以有足够时间找好座位及熟悉环境。

（二）会务人员会前准备

作为会务人员，在会议前的准备工作中，要注意以下几个方面。

1. 会议时间　告诉所有的参会人员，会议开始的时间和持续时间，方便参加会议的人员能够提前安排自己的工作。

2. 会议地点　确定会议在什么地点进行，考虑会议室的布局是否符合会议主题。

3. 会议出席人　以外部会议为例，确定会议有哪些人物来参加，包括公司出席会务人员、外部出席会议嘉宾。

4. 会议议题　会议具体主题。

5. 会议物品　根据会议的类型、目的，准备物品，比如纸张、本册、笔具、文件夹、姓名卡、座位签以及饮料、声像用具、茶、咖啡、小点心等。其他需要确定的还有接送服务、会议设备及资料、公司纪念品等。

6. 会场布置　对于会场的桌椅要根据需要做好安排，对于开会时所需的各种音响、照明、投影、摄像、摄影、录音、空调、通风设备和多媒体设备等，应提前进行调试检查。

二、会议中礼仪

（一）参会人员会中礼仪

1. 参会礼仪

（1）认真听讲，保持安静　参会时保持专注，认真聆听主讲人发言，是与会人员最基本的礼仪要求，也体现了对发言人和其他与会人员的尊重。参会期间应提前检查手机有无关机或调至静音，坐在位置上不随意交头接耳，不擅自离席。他人发言时，不随意起哄，不趴在桌子上或倚靠在座位上不停打哈欠。如遇紧急任务或电话需离开座位，要轻声走动，不能打扰到他人。

（2）准备提纲，有序发言　如在参会时有发言计划，需提前拟好发言提纲，内容应重点突出、思路清晰、简洁有力。如还没轮到自己发言，应安静坐在座位上等候，不抖腿、不耸肩驼背。若在发言时遇到与会者提问，应礼貌作答，并表示感谢。不自由发言时，应听从主持人安排，不争抢发言。自由发言时，内容应简短，观点明确，开门见山，不要似是而非。

（3）礼貌鼓掌，尊重别人　鼓掌作为一种礼仪是对发言人的激励和赞赏。不管发言人发言水平如何，是否与自己观点一致，都应礼貌鼓掌，这是尊重别人的一种方式。一般在发言人有较长时间停顿时、发言出现高潮时或发言结束时，都应报以热烈的掌声。切忌乱鼓掌、鼓倒掌，或以口哨代替鼓掌，这都是不礼貌的行为。

2. 会议座次礼仪　根据会议规模，可将会议分为大型会议与小型会议，会议不同择坐也有所不同。

（1）小型会议　一般指参加者较少、规模不大的会议。它的主要特征是全体与会者均应排座，不设立专用的主席台。小型会议的排座，主要有三种具体形式。

1）自由择座　不排定固定的具体座次，而由参会者自由地选择座位就座。

2）面门设座　一般以面对会议室正门的位置为会议主席之座。其他参会者可在两侧依次就座。

3）依景设座　会议主席的具体位置，不必面对会议室正门，而应当背依会议室之内的主要景致之所在，如字画、讲台等。其他与会者的排座，则略同于前者。

（2）大型会议　一般是指与会者众多、规模较大的会议。它的最大特点是会场上分设主席台与群众席。前者必须认真排座，后者的座次则可排可不排。参会者可以在群众席自由落座，或者按照承办方指定区域自由落座。

（二）会务人员会中礼仪

举行正式会议时，通常应事先排定与会者，尤其是其中重要身份者的具体座次。越是重要的会议，座次排定往往就越受到社会各界的关注。会议座次主要有以下几种类型。

1. 主席式　主席台要面向观众，居会场中央，而且主席台要刚好面对会场主入口，让观众一进场就能看到，多用于大型、特大型会议。主席台上必须排座次、席牌，以便领导能对号入座，避免上台后互相谦让。一般情况下，主席台座位左为上，右为下。当领导人数为奇数时，1号首长居中，2号首长排在1号首长左边，3号首长排右边，其他依次排列；当领导人数为偶数时，1号首长、2号首长同时居中，1号首长排在居中座位的左边，2号首长排右边（以主席台正中间为基准），其他依次排列，如图4-8所示。

2. 方桌式或圆桌式

（1）方桌式　在会场中央放置一张大型方形会议桌，如图4-9所示。请全体与会者在周围就座，适用于中、小型会议。在这种会议要特别注意座次的安排。如果只有一位领导，那么他的座位一般安排在长方形桌子的短边，或者是以会议室的门为基准点的比较靠里的位置，如图4-10所示。

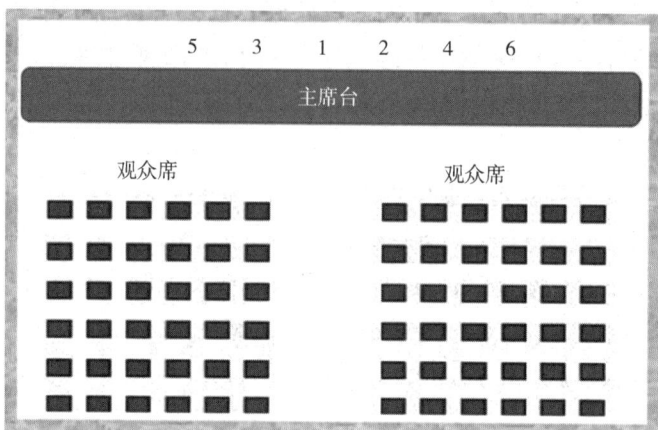

图4-8　主席式会议室领导人数为偶数时的座位安排

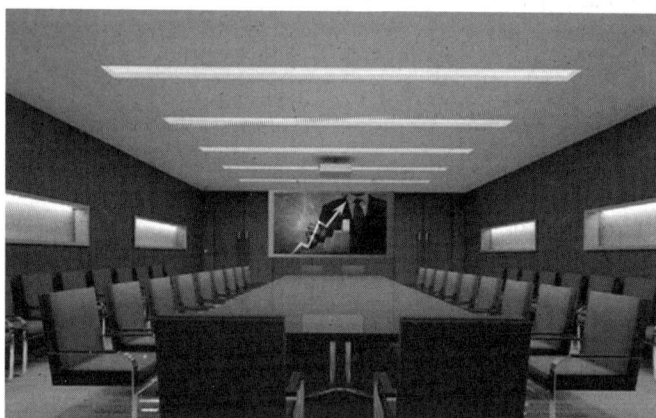

图4-9　方桌式会议室

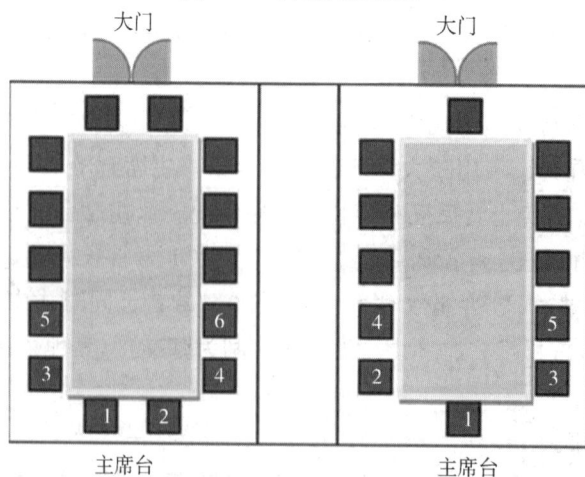

图4-10　方桌式会议室座位安排

如果是安排了主客双方参加的会议，一般分两侧就座，主方坐在靠门的一边，客方坐在对门的一边，如图4–11所示。

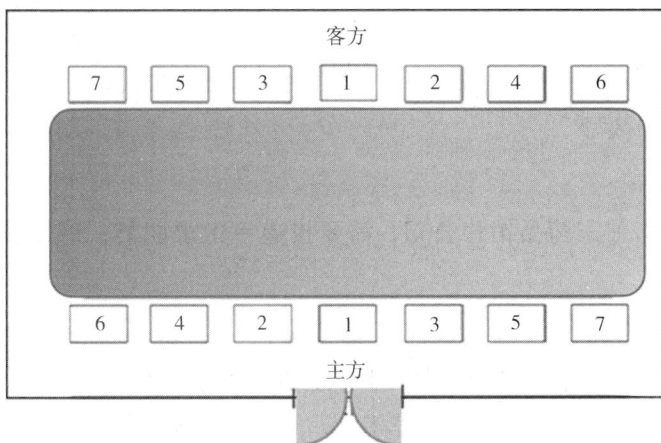

图4–11　主方与客方会议座位安排

（2）**圆桌式**　以门作为基准点，比较靠里面的位置是负责人或重要领导就座的地方。

3. 环绕式　不设主席台，把座椅、沙发、茶几摆放在会场的四周，不明确座次尊卑，与会者进场后自由就座，适用于接待性的中小型会议。值得注意的是，会议主位要设在面向门的地方或设在进门的右侧。

4. 散座式　常用于室外举行的茶话会。它的座位摆放可以自由组合，甚至可以根据与会者的个人喜好自由放置。场面会显得比较宽松、惬意，让人更容易放松下来。

三、会议后礼仪

在会议结束之后，要注意以下细节，主要的后续工作包括三个部分。

1. 形成文字　会谈要形成文字结果，哪怕没有文字结果，也要形成阶段性的决议，落实到纸面上，还应该有专人负责相关事物的跟进。

2. 处理材料　根据工作需要与有关保密制度的规定，在会议结束后应对与其有关的一切图文、声像材料进行细致的收集、整理工作。收集、整理会议的材料时，应遵守规定与惯例，应该汇总的材料，一定要认真汇总；应该存档的材料，一律要归档；应该回收的材料，一定要如数收回；应该销毁的材料，则一定要仔细销毁。

3. 协助返程　大型会议结束后，主办单位一般应为外来的与会者提供一切返程的便利。若有必要，应主动为对方联络、提供交通工具，或是替对方订购、确认返程的机票、船票、车票。当团队与会者或与会的特殊人士离开本地时，还可安排专人为其送行，并帮助托运行李。

能力训练一

（一）训练目的

掌握求职信的撰写。

（二）训练内容

陈同学想应聘一家药品销售公司，需要投递一份求职信，请你帮助他写一份求职信。

（三）能力要求

1. 目的明确，准确表达求职意向，字迹工整，语言流畅。
2. 内容精简，包括求职愿望、所学专业、个人亮点等。
3. 结构完整，求职信包含开头、正文、结尾和落款构成等。

能力训练二

（一）训练目的

掌握面试的基本流程、礼仪及沟通要领。

（二）训练内容

以组为单位，每组选取一名同学作为面试考官，负责对面试同学提问。每位同学模拟面试药品销售人员，面试分为进入考场、自我介绍、回答问题、离开考场四个环节进行。

（三）能力要求

1. 面试考官能够根据药品销售岗位，提出相关面试问题。
2. 面试同学能够针对面试岗位，做出客观的自我介绍。
3. 面试同学需熟悉面试的基本流程，注重面试基本礼仪，回答问题思路清晰，语言流畅。

能力训练三

（一）训练目的

熟练运用会议座次礼仪，进行座次安排。

（二）训练内容

1. 将职位由高到低依次用数字1、2、3、4表示，分别填入A图中主席台合适的座位方框内。

2. 康康药厂销售部门要与客户某连锁药店进行一次会面谈判，请你选择合适的代表符号填入 B 图座位方框内，进行座位排定。客户公司代表：A1、A2、A3、A4（职位由高到低）；康康公司代表：B1、B2、B3、B4（职位由高到低）。

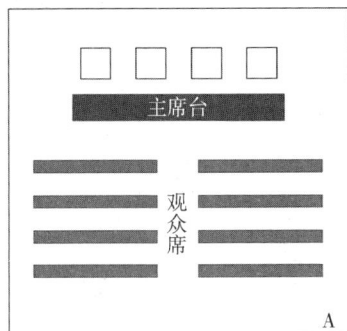

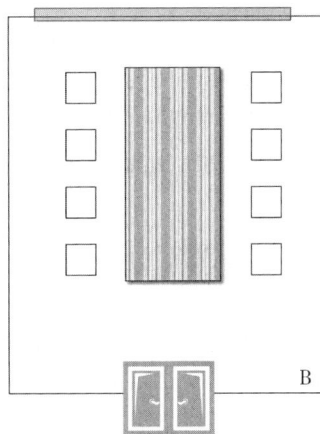

（三）能力要求

1. 能够根据不同场合选择适当的座位。

2. 能够清晰地说出选择该座位的理由。

目标检测

一、选择题

（一）单项选择题

1. 男士面试时选择衣服的类型，应该是（　　）。

    A. 运动服　　　　B. 嘻哈服饰　　　　C. 西装配领带　　　D. 休闲服装

2. 女士面试的仪表礼仪中，不属于禁忌的是（　　）。

    A. 浓妆艳抹　　　B. 佩戴多条首饰　　C. 喷淡香水　　　　D. 穿八厘米高跟鞋

3. 男士面试时，比较合适的鞋是（　　）。

    A. 运动鞋　　　　B. 皮鞋　　　　　　C. 板鞋　　　　　　D. 长靴

4. 面试时，手机应该调为（　　）。

    A. 铃声　　　　　B. 震动　　　　　　C. 关机　　　　　　D. 铃声 + 震动

5. 等待面试时，不宜（　　）。

    A. 到卫生间整理仪容仪表　　　　　B. 和工作人员攀谈

    C. 独自走到一边调整紧张的情绪　　D. 安静坐在那里

6. 当和面试官有目光接触时，应把目光集中在（　　）。

    A. 对方后面的墙上　　　　　　　　B. 天花板

　　　　C. 对方的脖子　　　　　　　　　D. 对方眼睛与鼻子之间的三角形区域

7. 个人办公桌上不适宜摆放（　　　）。

　　A. 笔记本　　　　B. 零食　　　　C. 文件夹　　　　D. 办公电话

8. 在公共办公区域乘坐电梯，应当遵循的礼仪规范是（　　　）。

　　A. 先出后进　　　B. 先进后出　　　C. 同时进出　　　D. 抢先进出

9. 提交辞职申请的时间是（　　　）。

　　A. 正式员工需提前半个月申请

　　B. 试用期员工需提前 1 个月申请

　　C. 辞退的员工，收到《辞退通知》之日起 3 天后可以辞职

　　D. 正式员工需提前 1 个月申请

10. 下列辞职礼仪中错误的是（　　　）。

　　A. 找出正当理由让上司放你走

　　B. 没有想好为什么就辞职

　　C. 离开公司后不传播原来公司的秘密

　　D. 离开公司后不要说不利于公司的话

11. 下列辞职流程中正确的是（　　　）。

　　A. 辞职申请—辞职审批—辞职交接—薪资结算

　　B. 辞职申请—辞职交接—辞职审批—薪资结算

　　C. 辞职审批—辞职申请—辞职交接—薪资结算

　　D. 辞职申请—辞职审批—薪资结算—辞职交接

12. 下列辞职交接的内容中不正确的是（　　　）。

　　A. 物资交接　　　B. 工作移交　　　C. 资产移交　　　D. 办公物资移交

13. 下列辞职申请书的书写要求中不正确的是（　　　）。

　　A. 称呼要准确　B. 不需要写称呼　C. 祝颂要热诚　　D. 问候要真诚

（二）多项选择题

1. 在与同事相处中，应该做到的礼仪规范有（　　　）。

　　A. 尊重同事　　　B. 关心同事　　　C. 公平竞争　　　D. 对别人评头论足

2. 在面试时，应当注意的禁忌有（　　　）。

　　A. 滔滔不绝　　　B. 打断对方　　　C. 贬低别人　　　D. 不懂装懂

3. 一般的职场会议排位有（　　　）。

　　A. 主席式　　　　B. 方桌式　　　　C. 圆桌式　　　　D. 散座式

4. 辞职的形式包括（　　　）。

　　A. 主动辞职　　　B. 公司辞退　　　C. 旷工　　　　　D. 旷工 3 日以上

5. 辞职申请书的书写需要注意（　　　）。

　　A. 称呼要准确　B. 问候要真诚　　C. 祝颂要热诚　　D. 不需要写称呼

二、思考题

1. 结合本章知识点，请你说一说如何在与同事相处中成为受欢迎的人？

2. 辞职需要注意哪些礼仪？

3. 辞职需要哪些方面的交接？

书网融合……

 微课 1　　 微课 2　　 划重点　　 自测题

项目五 商务酬宾礼仪

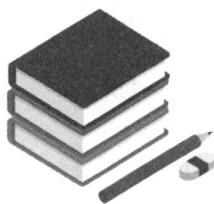

学习目标

知识要求

1. **掌握** 接待礼仪、拜访礼仪以及商务宴请礼仪要领。
2. **熟悉** 商务礼仪的注意要点。
3. **了解** 商务通联的基本礼仪。

能力要求

1. 能够在商务交往过程中，把握礼貌用语。
2. 学会拜访及宴请重要客人时的注意事项；商务沟通中，各项礼仪规范，展示良好品德修养，促进洽谈成功。

岗位情景模拟

情景描述 小李代表某医药公司到浦东机场接要到公司谈合作的一位重要客人，"欢迎、欢迎"，嘴里说着，并不主动伸手，等客人伸手了，小李才与之相握。小李一把拿过客人的行李，放入汽车的行李箱，接着引导客人到副驾驶座位上，说："坐在这里视野好。"而后，自己坐到汽车后排座位上。一路上，小李非常关心地询问了客人所在公司的情况，打听客人的收入、福利和家庭情况，而这位客人似乎对这一切不很满意，话越来越少。小李有点摸不着头脑，心想我这么殷勤地对待他，他怎么回事？

讨论 1. 你认为小李的举止是否合乎礼仪？为什么？
2. 小李怎么做才是正确的？

任务一 接待与拜访礼仪

PPT

随着企业业务往来的增加，对外交往面的扩大，企业的接待及拜访工作的重要性越来越明显。良好的接待、拜访礼仪对于建立联系、发展友情、促进合作越来越重要。

一、接待礼仪 微课

接待，是指个人或单位以主人身份招待客人，以达到某种目的的社会交往方式。商务接待工作繁杂琐碎，接待工作不到位，将给企业的业务、声誉等造成损失，但如果接待工作做得好，也可以起到增进彼此之间联系，提高工作效率，交流感情与信息的作用。因此，商务接待要讲究艺术性。

（一）基本原则

1. 相互配合，各负其责　商务接待工作涉及面广，必须坚持照顾重点与面面俱到，按照对等接待、各负其责、相互配合的原则，上下一致，齐心协力，共同做好接待工作。

2. 规范高效，热情接待　商务接待工作应规范服务，提高办事效率、热情周到，视客情适度接待，提倡节俭，反对浪费，注重思想情感交流，不敷衍，不拖沓。

3. 统一标准，严格控制　按照公司商务接待标准，对各项商务接待费用实行预算管理，由行政部负责人根据核定的预算严格控制使用，商务接待费用原则上不得超过限额，如需追加预算，由上司另行审批。

（二）准备礼仪

1. 掌握客户基本情况　商务接待第一步是了解客户的基本情况，包括客户的单位、姓名、性别、民族、职业、职务、级别及所到访的具体人数；还有一些细节问题，比如到访的具体日期、时间、地点等。

2. 确定迎送规格及预算　根据客户的具体情况确定具体的接待规格，提前做好预算计划。

3. 布置接待环境　在规定标准的范围内，安排接待工作用车、客户用车、客户餐饮住宿等。

4. 安排迎宾日常　挑选好接待人员，根据接待人员工作的能力安排到具体接待工作中的各个环节中。

（三）迎接礼仪

迎来送往，是社会交往接待活动中最基本的形式和重要环节，是表达主人情谊、体现礼貌素养的重要方面。尤其是迎接，这是给客人留下良好印象的第一步，能为下一步深入接触打下基础。在商务往来中，对于如约而来的客人，特别是贵宾或远道而来的客人，表示热情、友好的最佳方式，就是指派专人出面，提前到达双方约定的或者是适当的地点，恭候客人的到来。对前来访问、洽谈业务、参加会议的外国、外地客人，应首先了解对方到达的车次、航班，安排与客人身份、职务相当的人员前去迎接。主人先起身相送，但不要主动先伸手与客人握手告别，让人感觉有厌客之嫌。

1. 迎候礼节

（1）如果迎候地点人声嘈杂或客人甚多，可事先准备好一块牌子，写上"欢迎光临！"

（2）接到客人后，应首先问候"一路辛苦了""欢迎您来到我们这个美丽的城市""欢迎您来到我们公司"等，然后向对方做自我介绍。

（3）如果宾主早已认识，则一般由礼宾人员或我方迎候人员中身份最高者，率先将我方迎候人员按一定顺序——介绍给客人，然后再由客人中身份最高者，将客人按一定顺序——介绍给主人。

（4）握手，如果有名片，可送予对方。

（5）迎接客人应提前为客人准备好交通工具。

2. 乘车礼节

（1）客人所带箱包、行李，要主动代为提拎。客人有托运的物品，应主动代为办理领取手续。

（2）与客户同乘出租车、开私家车或单位公车接客户、与公司同事或客户同坐火车时的排座都有讲究。主人亲自驾车双排五座轿车，车上的座次，由尊而卑依次为：副驾驶座、后排右座、后排左座、后排中座，如图5-1a所示。主人亲自驾车三排七座轿车，车上的座次，由尊而卑依次为：副驾驶座、后排右座、后排左座、后排中座、中排右座、中排左座，如图5-1b所示。由专职司机驾车双排五座轿车，车上的座次，由尊而卑依次为：后排右座、后排左座、后排中座、副驾驶座，如图5-2a所示。由专职司机驾车三排七座轿车，车上的座次，由尊而卑依次为：后排右座、后排左座、后排中座、中排右座、中排左座、副驾驶座，如图5-2b所示。

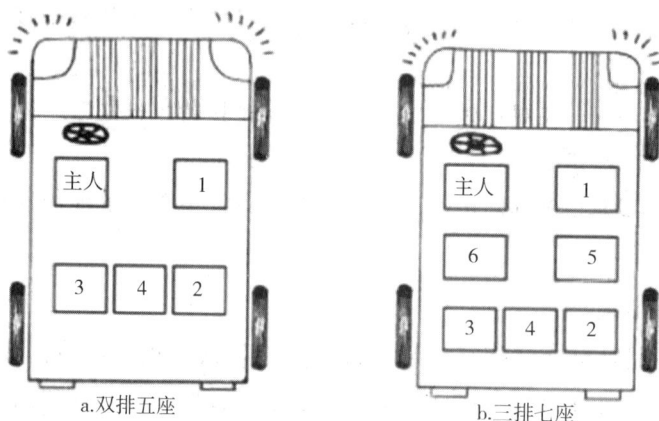

a.双排五座　　　　　　　　　b.三排七座

图5-1　主人亲自驾车

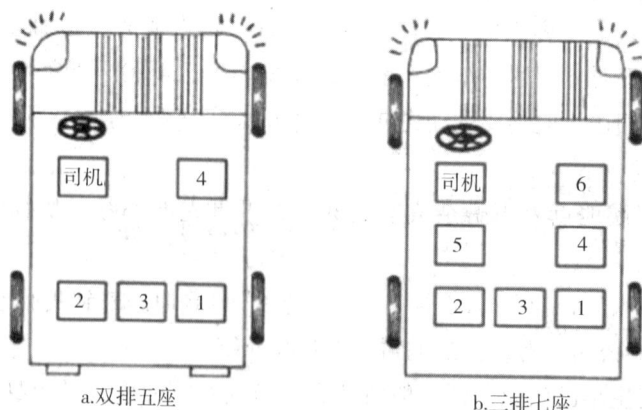

a.双排五座　　　　　　　　　b.三排七座

图5-2　专职司机驾车

3. 引导礼节　主人应提前为客人安排好住宿，帮客人办理好入住手续并将客人领进房间，同时向客人介绍住处的服务、设施，将活动的计划、日程安排交给客人，并把准备好的地图或旅游图、名胜古迹等介绍材料送给客人。主人带领客人到达目的地，应该有正确的引导方法和引导姿势。

（1）行进过程中的引导　主人在客人两三步之前，配合步调，让客人走在内侧。

（2）上下楼梯的引导　当引导客人上楼时，应该让客人走在前面，主人走在后面；若是下楼时，则应该由主人走在前面，客人在后面。特别需要注意的是，如果陪同接待的客人是一位身着短裙的女士，在这种情况下，接待陪同人员则要走在女士前面，避免出现"走光"的尴尬。

（3）出入电梯的引导　目前很多大公司的办公楼都有自动升降式电梯，在引导客人乘坐电梯时，主人应先进入电梯，等客人进入后再关闭电梯门。到达时，主人应按"开"的按钮，让客人先走出电梯，自己再走出，陪同者的先进后出，是为了控制电梯里的开关钮，使它不夹挤到客人。如一家电气设备公司还为此设计了一个"电梯礼仪大全"，条框框细致到：如果有陌生人，应该让他先进电梯，因为他可能是客户；进电梯后，最靠近控制板的人要长按开门键，保证所有人都进电梯后再按关门键，并帮助电梯里处不便伸手的乘客按下楼层键；看见有人赶电梯，要帮他开门，如果已经满载，要向他说明……而胆敢不遵守"电梯礼仪"的员工，要扣当月的奖金。这说明在现代办公室礼仪中电梯礼仪也越来越受到重视了。

（四）待客礼仪

待客过程要按照接待方案的要求组织实施，认真负责，一丝不苟，完成每一个待客服务事项。同时，要根据随时变化的情况，适时地修正原方案，组织实施。商务待客服务要求接待人员，特别是负责人，要掌握全局，善于协调和沟通；要求真务实，善于随机应变；要及时向上级领导请示汇报，善于整合各方面的力量，同心同德，完成好待客任务。

1. 宴请　接待人员先到达宴会地点，将掌握的宴请人数、时间、要求、标准，提前通知宾馆。精心编制宴会菜单，做好宴会设计，摆放席位卡，并核对确认。宴会开始前接待人员提前一小时到宴会厅，督促检查有关服务，严格按拟定宴会菜单上菜、上酒水等，特殊情况按主陪领导意图办理，准确把握上菜节奏，不宜过快或过慢，接待人员主动引导客户入席、离席。注意各地风俗不同，上菜顺序也有讲究，如长沙上菜时鱼不能作为第六道菜，否则会被认为对客人不尊重。

2. 商务会见、会谈安排　明确商务工作会见的基本情况，会见（谈）人的姓名、职务、人数、会见（谈）目的、会见（谈）什么人，以及会见（谈）的性质。有关人员和部门应做好以下准备：提前通知我方有关部门和人员做好会见（谈）准备；确定会见（谈）时间，安排好会见（谈）场地、座位；确定记录员，如需翻译、摄影、新闻报道，要事先确定翻译员、摄影师并通知采访记者；商务接待人员先在门口迎接客户，客户进入会议室后，我方人员应立即起身表示欢迎；如果需要会谈双方合影，安排在宾主握手后，合影再入座。

3. 商务参观考察安排　参观考察的各项准备工作必须提前做好，包括出行的物资、车辆；提前统一安排领导和随行陪同人员；宾客在外的相关服务工作和联络协调工作认真负责；协助接待地做好接待过程中的有关突发情况的现场处理；旅行途中适时向客户介绍沿途的一些基本情况。

4. 商务休闲娱乐　征求客户意见，根据客户的喜好和习惯安排活动项目。安排活动场地、确定活动时间。安排电影、健身、体育等娱乐活动，举办文艺晚会，接待之前应做好相关准备工作。根据客户兴趣灵活掌握活动时间长度。

（五）送客礼仪

人们常说："迎人迎三步，送人送七步。"可见送客礼节是多么重要的环节。接待顺利完成后，作为一位懂礼敬礼的商务人员，必须认识到送客比接待更重要，这是为了留给对方美好的回忆，以期待客人能再度光临。因此，送客又被称为商务工作的"后续服务"。

1. 规格　送别规格与接待的规格大体相当，只有主宾先后顺序与迎宾相反，迎宾是迎客人员在前，客人在后；送客是客人在前，迎客人员在后。

2. 注意事项　对于酒店来说，送客礼仪应注意如下几点。

（1）准备好结账　及时准备好客人离店前的账单，包括核对小酒吧饮料使用情况等，切忌在客人离开后，再赶上前去要求客人补"漏账"。

（2）准备好行李　侍者或服务员应将客人的行李或稍重的物品送到门口。

（3）开车门　酒店员工要帮客人拉开车门，开车门时右手悬搁置车门顶端，按先主宾后随员、先女宾后男宾的顺序或主随客便自行上车。

3. 告别　送走客人应向客人道别，祝福旅途愉快，目送客人离去，以示尊重。

4. 送车　如需陪送到车站、机场、码头等，车船开动时要挥手致意，等开远了后才能够离开。

二、拜访礼仪

从事商务工作经常需要拜访各界人士，商谈各种事宜，广交朋友，扩大横向联系，增加信息渠道，良好的拜访礼仪表现能够树立良好形象，有助于实现拜访目的。

（一）基本原则

拜访是指亲自或派人到朋友家或与业务有关系的单位去拜见访问某人的活动。人与人之间、社会组织之间、个人与企业之间都少不了这种拜访。拜访有事务性拜访、礼节性拜访和私人拜访三种，而事务性拜访又有商务洽谈性拜访和专题交涉性拜访之分。但不管哪种拜访，都应遵循一定的礼仪规范。

1. 事先预约，不做不速之客　拜访友人，务必选好时机，事先约定，这是进行拜访活动的首要原则。一般而言，当决定要去拜访某位友人，应提前写信或打电话取得联系，约定宾主双方都认为比较合适的会面地点和时间，并把访问的意图告诉对方。预约的语言、口气应该是友好、请求、商量式的，而不能是强求命令式的。在对外交往中，未曾约定的拜会，属失礼之举，是不受欢迎的。因急事或事先并无约定，但又必须前往时，则应尽量避免在深夜打搅对方；如万不得已非得在休息时间约见对方不可时，则应见到主人立即致歉，说"对不起，打搅了"，并说明打搅的原因。

2. 如期而至，不做失约之客　宾主双方约定了会面的具体时间，作为访问者应履约守时，如期而至。既不能随意变动时间，打乱主人的安排，也不能迟到或早到，准时到达才最为得体。如因故迟到，应向主人道歉。如因故失约，应事先诚恳而婉转地说明。在对外交往中，更应严格遵守时间，有的国家安排拜访时间常以分为计算单位，如拜访迟到10分钟，对方就会谢绝拜会。准时赴约是国际交往的基本要求。

3. 彬彬有礼，不做冒失之客　无论是办公室还是寓所拜访，一般都要坚持"客听主安排"的原则。如是到主人寓所拜访，作为客人进入主人寓所之前，应轻轻叩门或按门铃，待有回音或有人开门相让，方可进入。若是主人亲自开门相迎，见面后应热情地向其问好；若是主人夫妇同时起身相迎，则应先问候女主人好。若不认识出来开门的人，则应说："请问，这是××先生的家吗？"得到准确回答方可进门。当主人把来访者介绍给他的妻子或丈夫相识，或向来访者介绍家人时，都要热情地向对方点头致意或握手问好。见到主人的长辈应恭敬地请安，并问候家中其他成员。当主人请坐时，应道声"谢谢"，并按主人指点的座位入座。主人上茶时，要起身双手接迎，并热情道谢。对后来的客人应起身相迎；必要时，应主动告辞。如带小孩做客，要教以礼貌待人，尊敬地称呼主人家所有的人。如主人家中养有狗和猫，不应表示害怕、讨厌，不应去踢它、赶它。

4. 衣冠整洁，不做邋遢之客　为了对主人表示敬重之意，拜访做客要仪表端庄，衣着整洁。入室之前要在踏垫上擦净鞋底，不要把脏物带进主人家里。夏天进屋后再热也不应脱掉衬衫、长裤。在主人家中要讲究卫生，不要把主人的房间弄得烟雾腾腾，糖纸、果皮、果核应放在茶几上或果皮盒内。身患疾病，尤其是传染病者，不应走亲访友。不洁之客、带病之客通常都是不受欢迎的。

5. 举止文雅，谈吐得体，不做粗俗之客　古人云："入其家者避其讳。"人们常说，主雅客来勤；反之，也可以说客雅方受主欢迎。在普通朋友家里，不要乱脱、乱扔衣服。与主人关系再好，也不要翻动主人的私人物品。未经主人相让，不要擅入主人卧室、书屋，更不要在桌上乱翻，床上乱躺。做客的坐姿也要注意文雅。同主人谈话，态度要诚恳自然，不要自以为是地评论主人家的陈设，也不要谈论主人的长短和扫兴的事。交谈时，如有长辈在座，应用心听长者谈话，不要随便插话或打断别人的谈话。

6. 惜时如金，适时告辞，不做难辞之客　准备商量事，拜访要达到什么目的，事先要有打算，以免拜访时跑"马拉松"，若无要事相商，停留时间不要过长、过晚，以不超过半小时左右为宜。在别人家中无谓地消磨时光是不礼貌的。拜访目的已达到，见主人显得疲乏，或意欲他为或还有其他客人，便应适时告辞。假如主人留客心诚，执意挽留用餐，则饭后停留一会儿再走，不要抹嘴便走。辞行要果断，不要"走了"说过几次，却口动身不移。辞行时要向其他客人道别，并感谢主人的热情款待。出门后应请主人就此留步。有意邀主人回访，可在同主人握别时提出邀请。从对方的公司或家里出来后，切忌在回程的电梯及走廊中窃窃私语，以免被人误解。

（二）基本礼仪

1. 认真准备，热情迎接　为了让客人有一个良好的"第一印象"，平时，就应将办公室、会客室或家里的客厅收拾得干净、整洁一些，以免"不速之客"突然光临时手忙脚乱，无地自容。注意个人的仪容和着装，要干净、整洁。要准备好待客的物品，如茶水、果品、小吃等。根据需要，还可做膳食、住宿和交通工具的准备。

根据我国传统、习惯，如果是上级、贵宾、外单位团队来访，应当组织适当规模的欢迎仪式。接到客人后，对中国人可说"一路辛苦了！""路上愉快吗？"等；对外国人则应当说"见到你真高兴""欢迎你到某市"等。在家里接出客人时应说"欢迎，欢迎！""稀客，稀客""路上辛苦了""请进"等欢迎语和问候语。

2. 以礼待客，礼貌送客　对待客人要主动、热情、周到、善解人意。要热情地招待客人，倒茶、送水果。茶水要浓度适中，量度适宜，倒茶不要过，一般七八成杯较合适。端茶时，应用双手，一手握杯柄，一手托底。对各位客人都要一视同仁，做到热情、平等相待。

接待客人时，不应在客人面前摆架子、爱答不理、无精打采，或忙家务、训斥孩子、与家人聊天等，把客人冷落在一旁。同客人交谈要精力集中，表现出浓厚的兴趣，不要表现得心不在焉，让人理解为逐客。

当客人提出告辞时，主人应真诚挽留。如客人执意要走，主人应尊重客人意见。不要在客人刚出门时就"砰"地把门关上，很容易让客人产生被厌烦的感觉，因此葬送与客人建立起的感情。

商务交往涉及的宴请礼仪很多，礼出于俗，俗化为礼。商务宴请一般来说都有一定的目的，比如有些是签订了合同庆祝生意成功，还有些是欢迎宴会或者简单加强商务交流等，一般是各公司或者组织为了一定的商业目的而举办的宴请活动。

待客之道

古人云："有朋自远方来，不亦乐乎。"善气迎人，亲如兄弟，恶气迎人，害如戈兵。在家接待客人时，不得赤脚、穿睡衣或较为暴露的服饰。如事先来不及更换，应向客人道歉，请客人稍等，快速更衣后开门迎接。招待客人茶点，还是可以根据家中的情况询问客人喝茶，还是咖啡、饮料等，茶水放客人右前方，如果是较烫的饮品，一定要提醒客人。茶点要装在托盘或者碟子里，不得抓一把丢桌上，应放置于客人左前方。与客人交谈，可以聊一些客人感兴趣的事，切忌只顾玩手机，不与客人沟通，从而怠慢对方。

任务二　宴请礼仪

PPT

商务宴请是非常重要的商务社交活动之一。商务宴请讲究排场和档次，包括中西餐的选择、座次、上菜顺序、用餐技巧等，圆桌和长桌的礼仪也有所不同。细节决定成败，往往就是商务宴请礼仪的这些细节决定着合作关系的确定。从根本上来讲，人与人之间的交往离不开餐桌文化，所以我们把商务宴请礼仪界定为商务人员交往的艺术。

一、中餐礼仪

中华饮食文化源远流长，中式宴请礼仪经过千百年的演进，终于形成今天被普遍接受的饮食进餐礼仪，是古代饮食礼制的传承和发展。中国自古为礼仪之邦，讲究民以食为天，餐桌礼仪在中国人的生活秩序中占有非常重要的地位，也是头等重要的社交经验。为此，掌握中式餐饮规则显得特别重要。

（一）宴请前的准备工作

商务宴请的准备工作有很多，主办方都希望自己组织的商务宴请能够体面、周到、大方，并且能在饭局上达到宴请的目的和效果，因此商务宴请宴会过程中需要注意许多细节，否则一场没有达到目的的宴请毫无意义。

（1）注重考虑双方级别和人数的对等，以及参宴人员之间是否有关联，是否愿意坐在一起等情况。没有必要邀请与宴会主题无关或对宴请目的没有帮助作用的人。

（2）商务宴请要把握标准。根据客人的规格和人数制定初步的宴请标准，根据宴请标准，确定合适的用餐地点。

（3）确定商务宴请地点，尽量做到有独特的风格，并考虑在何种规格下招待客人。提前与饭店取得联系，确保宴请日期、房间的预约有效。

（4）商务宴请中点餐讲究一定原则，人少，点菜少而精；人多，点菜精而全。点餐之前一定要清楚了解客人喜好、民族习惯等。

（5）人物时间地点确定后，应至少提前三天正式向客人发出邀请，以便对方做好日程安排。宴请的时间、地点、主要出席人及赴宴方式等细节要表述清楚准确。宴请当天还要再邀一次，以免客人忘记。如遇需要变更商务宴请日期或者地址的情况，也要提前通知，以便安排好各方行程日志。

（6）宴请方要比客人提前到达，对周围环境、桌椅摆设、菜品的准备等事项做出安排或调整，一切准备就绪，恭候迎接。对于非常重要的客人，条件允许的情况下，应考虑主动派车去接，以示诚意。

（二）座次礼仪

"排座次"是整个中国饮食礼仪中最重要的一部分。从古到今，随着桌具的演进，座位的排法也相应变化。总体来讲，座次是"尚左尊东""面朝大门为尊"。

中餐餐桌通常采用圆形桌，按照以右为尊的原则，将主宾安排在主人的右侧，次宾安排在主人的左侧。在房间里分不清东南西北的时候，也可以认定正对着大门的位置是主宾的位置，主客位置两边的位置是次位。

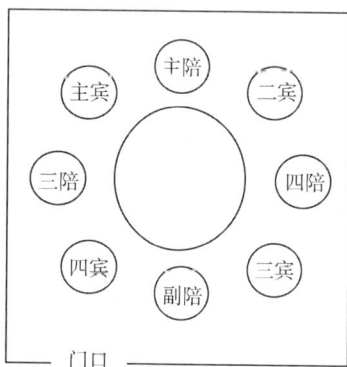

图 5 - 3　中餐座次排位细节图

（1）商务宴请主位一般为招待方领导，按照宾客职位的高低、与主位的关系等两侧穿插排开，末席为宴请方的关键招待人（通常叫作副陪）。如果参加宴会的人不是很多，则要考虑特殊因素灵活处理，如图 5 - 3 所示。

（2）双方参宴领导坐定后，其余参宴人员方可入座。

（3）席上如有女士，待女士坐定后，方可入座。如女士座身旁，男士应为其拉开座椅并协助其入座，悉心招呼。

（4）坐姿要端正，与餐桌的距离保持得宜。脚踏在本人座位下，不翘腿，不抖动腿脚，也不可任意伸直；胳膊肘不宜放在桌面上，也不要向两边伸展而影响他人。

（三）上菜顺序

（1）中餐上菜的一般顺序为先凉后热，先炒后烧，咸鲜清淡的先上，甜的、味浓味重的后上。

（2）因为要等待，有时还会先上一壶清口茶。

（3）贵重的汤菜，如燕窝等要为热菜中的头道。

（4）上菜应从主宾对面席位的左侧上。

（四）餐具使用礼仪

中餐讲究"筷子文化"。在中餐宴会中，筷子是必不可少的餐具，它是体现中国传统饮食礼仪的重要载体。中国传统文化中，筷子的用法是一门学问，就像西餐中的餐具不能乱用一样。如果筷子使用不当，不仅是对饮食文化的亵渎，还会在很大程度上他人对影响企业形象或个人素质的评判。

（1）通常筷子呈上粗下细的形态，分为大头和小头。使用时，不能将大头和小头两端颠倒使用，更不能一根大头朝上、一根小头朝上。不用时，应该放在专用的筷托上。筷子横放往往是表示已经吃完的意思；用餐中途不用时应对齐竖放，如图5-4所示。

（2）随着人们的卫生意识的增强，如今宴会上会提前放置公筷。如果餐桌中央放置公筷，夹菜时一定要使用公筷。使用公筷时，应避免使其接触到自己专用餐具里的其他菜品。同时还要注意，盛用汤品应该使用公用的母勺。

（3）商务宴请要时刻讲究礼仪形象，在餐桌上与宾客交流时、短暂思索时，切忌将筷子放在嘴里，不要刻意吸吮筷子上的汤汁或菜渣，不停嘬筷子并发出声响，是十分没有修养的表现。

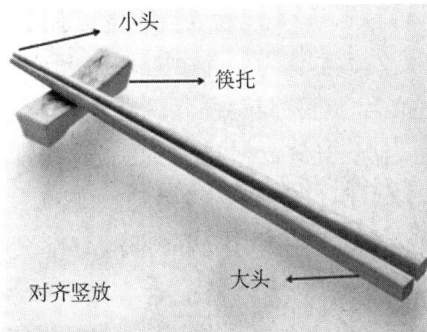

图5-4 筷子示意图

你知道吗

筷子的使用礼仪

在长期的生活实践中，人们对使用筷子也形成了一些礼仪上的忌讳。

一忌敲筷。在等待就餐时，不能坐在餐边，一手拿一根筷子随意敲打，或用筷子敲打碗盏或茶杯。

二忌掷筷。在餐前发放筷子时，要把筷子一双双理顺，然后轻轻地放在每个人的餐桌前；距离较远时，可以请人递过去，不能随手掷在桌上。

三忌叉筷。筷子不能一横一竖交叉摆放，不能一根是大头，一根是小头。筷子要摆放在碗的旁边，不能搁在碗上。

四忌插筷。在用餐中途因故需暂时离开时，要把筷子轻轻搁在桌子上或餐碟边，不能插在饭碗里。

五忌挥筷。在夹菜时，不能把筷子在菜盘里挥来挥去，上下乱翻，遇到别人也来夹菜时，要有意避让，谨防"筷子打架"。

六忌舞筷。在说话时，不要把筷子当作刀具，在餐桌上乱舞；也不要在请别人用菜时，把筷子戳到别人面前。

（五）进餐礼仪

（1）商务宴请中需要注意布菜礼仪。布菜，就是将菜肴分敬座上的宾客或尊长。

简单地说，就是夹菜给别人。

1）每上一道新菜，都需等长辈、宾客先行动筷，表示对他们尊敬，若要给宾客或长辈布菜，最好使用公筷，也可以把离客人或长辈远的菜肴送到他们面前。

2）布菜前可以先观察一阵子，照顾到客人的饮食偏好，了解对方的口味后，适当地布1~2次即可。如果客人不喜欢或者已经吃饱，不要再为客人夹送，过于频繁也会令人不自在，从而心生厌烦。

3）布菜时要注意尽量不要与别人同时夹同一道菜，切忌抢着夹菜。跟领导和长辈抢菜，对方会认为你意在挑衅；跟晚辈抢菜，对方会觉得你缺乏长者风度；与同事或来宾抢菜，对方会觉得你没有修养。抢着夹菜容易造成筷子的碰撞，可能会使菜汁、菜渣飞溅，还容易使有洁癖的人觉得自己的筷子受了污染，影响用餐心情。

（2）用餐时尽量不要发出"吧唧"之类的声音，口中有食物，应避免说话，也不要敬酒。如果用餐时咀嚼或喝汤声音过大，势必会影响别人的食欲，以及对你个人素质的看法。

（3）自己用餐要注意夹起菜后应该放在自己使用的餐具中，无论是因为不爱吃还是别的原因，都不能将夹起的菜重新放回原菜盘中。夹菜途中还应避免因速度太快或筷子使用不利，导致菜品夹不牢而滑落到其他菜盘中。

（4）需要转桌时，应先用语言或眼神、动作向大家示意一下。注意避免有人夹菜时转桌，别人会觉得你不懂得尊重人，没有礼节、缺乏修养。

请你想一想

中华传统礼仪文化博大精深，在社交生活中，你还知道哪些用餐礼仪？

（5）最好不要在餐桌上剔牙。如果实在需要剔牙时，要用餐巾或手来挡住嘴部，使用牙签进行剔牙。

（6）打喷嚏时，要转身用餐巾或手绢掩住口鼻，并向在座者致歉。打完喷嚏后应妥善处理餐巾或手绢，立即洗手，避免让身边的人感觉到身心不适，从而影响形象。

（7）在宴席上，上鸡、龙虾、水果时，有时会送上一小水盂（铜盆、瓷碗或水晶玻璃缸），水上漂有玫瑰花瓣。可轻轻涮洗，然后用餐巾或小毛巾擦干。

（六）交谈礼仪

商务宴请是一种社交活动，往往是一边用餐一边交流。通常是邀请合作单位相关人员参加，入座后如果自己的邻座是不熟悉的来宾，也要保持热情礼貌、招呼周到，以展示招待方高涵养的企业文化，以及个人的优雅风度。

用餐时要关心别人，尤其要招呼两侧的女宾；努力营造和谐温馨的氛围开展话题。如果只吃饭不交流，会导致现场气氛冷场，甚至陷入尴尬，宾客对你望而却步，丧失与你交往的兴趣。

（七）退席致谢礼仪

宴会进行到接近尾声时，宴请方应提前结清账单。结账前要礼貌地向客人询问一下是否还需要什么菜品。如果客人及主陪都明确表示不需要什么了，就可以安排负责结账的人员悄悄地结账。一般由宴请人表示结束宴会，宴请人、主宾离座后，其他宾客陆续离开。

你知道吗

商务宴会宴请模式

商务宴会有自助宴会和正式宴会两种宴请模式，自助宴会的礼仪要求比较简单，正式宴会要做好各种会前沟通和准备。

商务用餐的形式分成两大类，一类是比较松散的自助餐，或是自助餐酒会；另一类是正式的宴会，就是商务宴会。商务宴会通常还有中式宴会和西式宴会两种形式。

值得一提的是，一般公司都采用商务自助餐这种形式，它最突出的一点是体现了公司的勤俭节约。所以我们在用餐时，要特别注意避免浪费。

1. 自助宴会礼仪 自助餐酒会有它自己的特点，不像中餐或者西餐的宴会，大家分宾主入席，直接就开始用餐的过程。通常自助餐不牵扯座次的安排，大家可以在这个区域中来回地走动。

2. 正式宴会礼仪 落实酒店的宴会厅和菜单后，就要为晚上的正式宴请做准备。核对宾主双方人数，了解宾客饮食习惯，即时与酒店沟通，提前到预订酒店，和领班沟通，共同检查宴会准备等。

商务宴请浪费比例较高的原因可能与许多企业主讲面子、讲形象有关，怕吃少了、吃差了，其企业信用会受到质疑。社会和民间的浪费也应加以控制，首先要倡导节约的文化，引导大家少浪费、不浪费。

二、西餐礼仪

随着东西方文化交流的扩大，西餐已逐渐进入中国人的生活，而且在日常人际交往中占有一定的地位。

（一）宴请前的准备工作

在西餐厅进行商务宴请用餐通常需要提前预约，在预约时，有几点要特别注意说清楚，首先要说明人数和时间，其次要表明是否要吸烟区或视野良好的座位。餐厅预约确定后，提前通知参会宾客，在预定时间到达。如有急事宴请需要改期时，一定要提前通知餐厅取消订位，并礼貌地致歉。

（二）座次礼仪

西餐座次排列遵照"女士优先、恭敬主宾、以右为尊、距离定位、面门为上、交叉排列"的基本规则。

（1）进入餐厅时，男士应先开门，请女士进入，让女士走在前面。入座、点菜都应先尊重女士的意见，请女士来决定和品尝。

（2）入座时同样讲究座次礼仪。宴请方主陪与副陪居中相对就座，主次宾客居主陪两侧，其他主宾穿插就座，如图 5 - 5 所示。

（3）入座前应注意皮包与外套的处理细节。皮包通常可以放在空着的邻座椅子上，或者放在自己腿上、背后或专门提供的架子上。西方人通常会将皮包放在自己脚边的地板上。外套应放在专用的衣架上或交给主人或服务人员保管。切忌随意将皮包放在桌上，外套搭在椅背上，容易让人感觉与西餐厅的氛围不搭，缺乏礼仪修养。

（4）入座时要轻、稳、缓。走到座位前，转身后轻稳地坐下。如果椅子位置不合适，需要挪动椅子的位置，应当先把椅子移至欲就座处，然后入座。而坐在椅子上移动位置，是有违社交礼仪的。

（5）就座时身体要端正，手肘不要放在桌面上，不可翘足，与餐桌的距离以便于使用餐具为佳。餐台上已摆好的餐具不要随意摆弄。将餐巾对折轻轻放在膝上。

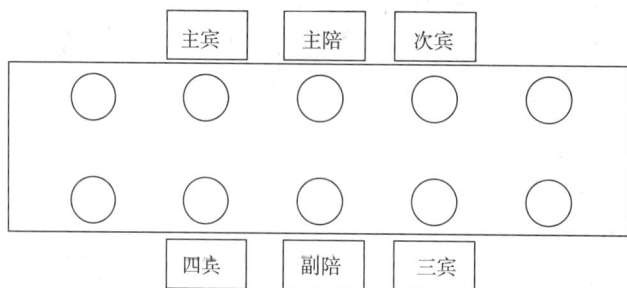

图 5 - 5　西餐座次排位细节图

（三）上菜顺序

1. 头盘　西餐的第一道菜是头盘，也称为开胃品。开胃品的内容一般有冷头盘或热头盘之分，常见的品种有鱼子酱、鹅肝酱、熏鲑鱼、鸡尾杯、奶油鸡酥盒、焗蜗牛等。因为是要开胃，所以开胃菜一般都具有特色风味，味道以咸和酸为主，而且数量较少，质量较高。

2. 汤　与中餐有极大不同的是，西餐的第二道菜就是汤。西餐的汤大致可分为清汤、奶油汤、蔬菜汤和冷汤等 4 类。品种有牛尾清汤、各式奶油汤、海鲜汤、美式蛤蜊浓汤、意式蔬菜汤、俄式罗宋汤、法式焗葱头汤。冷汤的品种较少，有德式冷汤、俄式冷汤等。

3. 副菜　鱼类菜肴一般作为西餐的第三道菜，也称为副菜。品种包括各种淡水鱼、海水鱼类、贝类及软体动物类。通常水产类菜肴与蛋类、面包类、酥盒菜品一起称为副菜。因为鱼类等菜肴的肉质鲜嫩，比较容易消化，所以放在肉类菜肴的前面，叫法上也和肉类菜肴主菜有区别。西餐吃鱼菜肴讲究使用专用的调味汁，品种有鞑汁、荷兰汁、酒店汁、白奶油汁、大主教汁、美国汁和水手鱼汁等。

4. 主菜　肉、禽类菜肴是西餐的第四道菜，也称为主菜。肉类菜肴的原料取自牛、羊、猪、小牛仔等各个部位的肉，其中最有代表性的是牛肉或牛排。牛排按其部位又可分为沙朗牛排（也称西冷牛排）、菲利牛排、"T"骨形牛排、薄牛排等。其烹调方法常用烤、煎、铁扒等。肉类菜肴配用的调味汁主要有西班牙汁、浓烧汁精、蘑菇汁、白尼斯汁等。

5. 蔬菜类菜肴　可以安排在肉类菜肴之后，也可以与肉类菜肴同时上桌，所以可以算为一道菜，或称之为一种配菜。蔬菜类菜肴在西餐中称为沙拉。与主菜同时服务的沙拉，称为生蔬菜沙拉，一般用生菜、西红柿、黄瓜、芦笋等制作。沙拉的主要调味汁有醋油汁、法国汁、千岛汁、奶酪沙拉汁等。

沙拉除了蔬菜之外，还有一类是用鱼、肉、蛋类制作的，这类沙拉一般不加味汁，在进餐顺序上可以作为头盘食用。

还有一些蔬菜是熟食的，如花椰菜、煮菠菜、炸土豆条。熟食的蔬菜通常是与主菜的肉食类菜肴一同摆放在餐盘中上桌，称为配菜。

6. 甜品　西餐的甜品是在主菜后食用的，可以算作第六道菜。从真正意义上讲，它包括所有主菜后的食物，如布丁、煎饼、冰淇淋、奶酪、水果等。

7. 饮料　西餐的最后一步是上饮料，咖啡或茶。饮咖啡一般要加糖和淡奶油，茶一般要加香桃片和糖。

（四）餐具使用礼仪

在西餐厅用餐通常使用的餐具是刀、叉和汤匙。刀、叉就像是中国的筷架一样。有时是刀与叉（或汤匙）两只为一组放置在刀叉架上；有时是将刀、叉、汤匙三只为一组，放置在刀叉架上；有时是刀与叉（或汤匙）两只为一组的放置其上，使刀的刀刃部与叉子的前部不会碰触到桌巾。

刀、叉又分为肉类用、鱼类用、前菜用、甜点用，而汤匙除了前菜用、汤用、咖啡用、茶用之外，还有调味料用汤匙。调味料用汤匙即添加调味料时所使用的汤匙，多用于甜点或是鱼类料理。各类西餐餐具如图 5-6 所示。

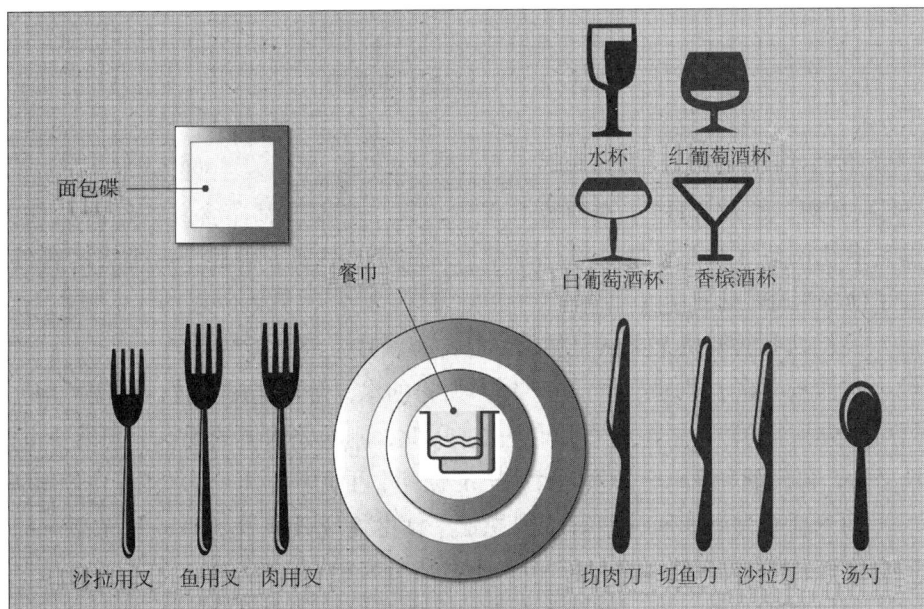

图 5-6　西餐餐具摆放示意图

（1）使用刀、叉进餐时，要从外侧往内侧取用，左手持叉，右手持刀；切东西时左手拿叉按住食物，右手执刀将其锯切成小块，然后用叉子送入口中。

（2）使用刀时，刀刃不可向外。进餐中放下刀、叉时，应摆成"八"字形，分别放在餐盘边上。刀刃朝向自己，表示还要继续吃。每吃完一道菜，将刀、叉并拢放在盘中。

（3）如果是谈话，可以拿着刀、叉，无须放下。不用刀时，也可以用右手持叉，但若需要做手势时，就应放下刀、叉，千万不可手执刀、叉在空中挥舞摇晃，也不要一手拿刀或叉，而另一只手拿餐巾擦嘴，也不可一手拿酒杯，另一只手拿叉取菜。

（4）值得注意的是，西餐在用餐过程中，刀、叉的摆放暗含寓意，如图5-7所示。不同的刀、叉摆放方式，能帮助人们传达不同的用餐意愿。

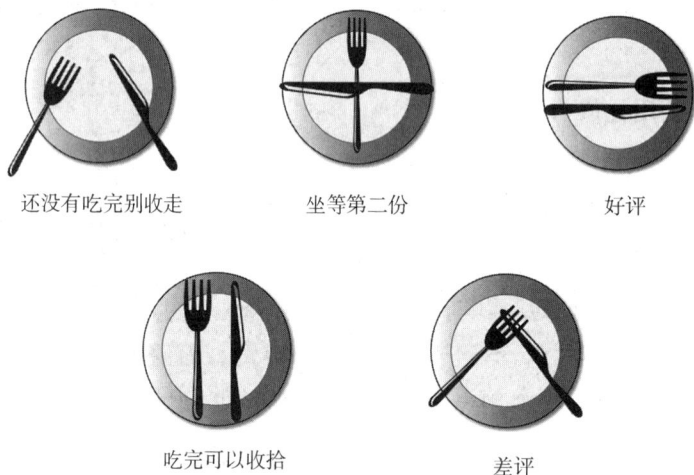

还没有吃完别收走　　　　　坐等第二份　　　　　好评

吃完可以收拾　　　　　差评

图5-7　刀、叉摆放寓意图

（五）进餐礼仪

"夫礼之初，始诸饮食。"在西餐礼仪中，每一个细节都蕴含着深厚的礼仪文化。西方的餐桌礼仪是西方人所追崇的一种绅士、优雅的品质。因此，一个人的进餐方式也代表了他的素养。

（1）高档西餐的开胃菜虽然分量很小，却很精致，值得慢慢品尝。

（2）在西餐厅吃水果时，常上洗手钵，所盛的水，常撒花瓣一枚，供洗手用。但记住，只用来洗手指尖，切忌将整个手伸进去。因此，刚吃完水果的手，不宜用餐巾擦手，应先洗手指，再用纸巾擦干。必须等大家坐定后，才可使用餐巾。切忌用餐巾擦拭餐具。

（3）西餐对每种酒如何饮用有特别规定：食生蚝或其他贝类时，饮无甜味的白葡萄酒。吃鱼时，可配任何白葡萄酒，但以不过甜者为宜。

（4）牛排要吃一块，切一块。右手拿刀，左手握叉，应由外侧向内侧切。一次未切下，再切一次，不能像拉锯子似的切，亦不要拉扯。切肉要大小适度，不要大块塞进嘴里。肉类切忌先切成碎块，不但不雅，而且肉汁流失，殊为可惜。

（5）猪排、羊肉吃法与吃牛排相同。炸鸡或烤鸡，在正式场合用刀、叉吃。

（6）食肉时两唇合拢，不要出声。口中食物未吞下，不要再送入口中。

（7）面包要撕成小片吃，吃一片撕一片，不可用口咬。如要涂牛油，并非整片先涂，再撕下来吃，宜先撕下小片，再涂在小片上，送入口中。撕面包时，碎屑应用碟子盛接，切忌弄脏餐桌。面包切忌用刀子切割。如果饼干和面包是烤热的，可以整片先涂牛油，再撕成小片吃。

（8）多汁的水果，如西瓜、柚子等，应用匙取食。粒状水果，如葡萄，可以用手抓来吃。葡萄连籽吞吃，如欲吐籽，应吐于手掌中再放入碟里。汁较少的水果，如苹果、柿子，可将其切成四片，再削皮用刀、叉取食。桃及瓜类，削皮切片后，用叉取食。

（9）每次送入口中的食物不宜过多。在咀嚼时不要说话，更不可主动与人谈话。喝汤时不能发出啜食声音，也不能端起汤盘喝，喝汤必须借助汤匙。

请你想一想

在社交生活中，你在西餐厅用餐时，需要注意哪些进餐礼仪？

（10）餐后可以选择甜点或奶酪、咖啡、茶等，不同的国家有不同的小费习惯，但是一定要多加赞美和表示感谢。

（六）交谈礼仪

商务宴请时，需注意餐桌交谈礼仪。在主人和主宾致辞、祝酒时，应暂停进餐，停止交谈，注意倾听，也不要借此机会抽烟。无论是主人、陪客，还是宾客，都应与同桌的人交谈，特别是左右邻座。不要只同几个熟人或只同一两人说话。邻座如不相识，可先自我介绍。交谈时声音不要过大，不然可能会引起邻座的不满。交谈时切忌将刀、叉对着对方，这是不尊敬的表现，容易使人厌恶。

（七）退席致谢礼仪

西式宴会散席礼仪与中式宴会截然不同。西式宴会中，主宾提出告辞后，普通人才能告辞。如果必须先于主宾告辞去处理急事，应向主人和主宾恳切地说明原因。如果主宾谈兴正浓，你突然提出要走，主宾会觉得你暗示对方停留时间太久，应该走人了，其他客人也会觉得你给宴会的和谐气氛泼冷水，同样会觉得不悦。因此，西式宴会散席礼仪与中式宴会的差异是参加西式宴会时，告辞要看主宾行事；而中式宴会中，要看主人行事。

你知道吗

美国和欧洲的饮食差异

美国和欧洲最大的不同是饮食习惯。欧洲国家早餐、午餐的时间和美国差别并不大，但是晚餐时间则相差甚远。

欧洲人不会在晚上8点之前吃饭，晚饭可能会持续到晚上10点。正因如此，英国有下午茶时间，当然你可能会发现其他欧洲国家也有下午茶。所谓下午茶，就是安排在午饭和晚饭之间，主要给人们补充热量，调节精神的茶歇。如果下午没有吃点东西，在晚餐之前可能已经饿得饥肠辘辘了。

不要期待在英国茶馆看到美国茶包或任何花茶。在英国，茶的口味一般比较浓重。按照当地习俗，茶一般和烤饼、小三明治一起食用。喝茶时，当然可以在茶里添加任何东西，包括柠檬和糖。

另外一个不同的地方是饮料的温度。美国人比较习惯冰饮料，而欧洲人并不习惯。不要期待能够在苏打水或者啤酒里面加上冰块。几乎所有的欧洲酒吧提供的饮料温度都在室温左右。

算上下午茶，欧洲人实际上平均每天要进食四餐，并且晚餐与睡觉之间的时间很短，这样的生活习惯更容易导致发胖。所以，如果需要较长时间照顾、陪伴欧洲客人，千万要注意节制饮食。

三、酒饮礼仪

商务宴请通常会有饮酒习惯，不同的用餐环境，讲究不同的酒饮礼仪。

（一）中国酒饮礼仪

中国人有独特的酒文化，在酒桌上更有"一醉方休"的传统。但一味喝酒却不加限制是不对的。因此，在酒席上也有很多要注意的细节礼仪。

（1）斟酒应当尊重对方要求，主陪先为主宾斟酒，若有长辈或者贵客在座，主陪也应先为他们斟酒。

（2）主陪为客人倒酒时，客人以手扶杯表示恭敬和致谢。首次敬酒由主陪提议，客人不宜抢先；敬酒以礼到为止，各自随意，不应劝酒。

（3）主人或主宾提杯致辞时，应专注聆听，不要与旁人饮酒交谈。

（4）给领导或长辈敬酒时，杯沿应低于对方，双手擎杯，礼貌地用祝福的话语表达敬意。别人敬酒给自己时，应礼貌地举杯回应对方。如果自己不能饮酒，应礼貌地说明，允许对方象征性地为自己斟酒，并轻抿酒杯。

（5）敬酒时应按照一定的次序，不应越过身边的人跳跃式进行。

（6）酒桌上谈话，应以商务交流和沟通为目的，避免天花乱坠地谈论个人事宜。

（7）饮酒后注意保持文明、礼貌的姿态，不可大声喧哗、强行灌酒、得意忘形等，既有损公司公关形象，又会造成信用度的折损。

（二）西方酒饮礼仪

西方酒文化讲究饮酒时选择搭配适当的食物，重点是根据口味而定。食物和酒类可以分为四种口味，即酸、甜、苦和咸四味，这也就界定了酒和食物搭配的范围。

1. 酸味　你可能听说过酒不能和沙拉搭配，原因是沙拉中的酸极大地破坏了酒的醇香。但是，如果沙拉和酸性酒类同用，酒里所含的酸就会被沙拉的乳酸分解掉，这当然是一种绝好的搭配。所以，可以选择酸性酒和酸性食物一起食用。酸性酒类与咸味食品共用，味道也很好。

2. 甜味　用餐时，同样可以依个人口味选择甜点。一般说来，甜食会使甜酒口味减淡。如果你选用加利福尼亚查顿尼酒和一小片烤箭鱼一起食用，酒会显得很甜。但是，如果在鱼上放入沙拉，酒里的果味就会减色不少。所以吃甜点时，糖分过高的甜点会将酒味覆盖，使其失去原味。应该选择略甜于一点的酒类，这样酒才能保持原来的口味。

3. 苦味　仍然适用"个人喜好"原则。苦味酒和带苦味的食物一起食用苦味会减少。所以如果想减淡或除去苦味，可以将苦酒和带苦味的食物搭配食用。

4. 咸味　一般没有盐味酒，但有许多酒类能降低食品的咸味。世界上许多国家和地区食用海产品，如鱼类时，都会配用柠檬汁或酒类，主要原因是酸能减低鱼类的咸度，食用时味道更加鲜美可口。

点酒时应根据在座客人的身份、性别、食物口味喜好来点，不会点酒可以请懂酒的同伴或服务人员帮助。

在国际礼仪中，西餐桌上通常由主人或服务生为客人斟酒，客人不必动手。客人接受斟酒时，也不必端起酒杯或挪动酒杯，任酒杯放在原处，对斟酒的人点头微笑以示谢意即可。

（三）红酒饮用礼仪

在西方，红酒通常是宴会上的"贵宾"，是高贵的象征，正如中国的茶，有独特的文化内涵。饮用时万万不可轻慢失态，否则就贻笑大方了。

（1）红酒的最佳饮用温度是 18～21℃，不宜冰镇。如果同时有几种红酒，应先喝新酒、淡酒，后喝陈酒。红酒中不可添加任何饮料，否则不仅会破坏红酒本身的美味，还会让人感觉是对红酒的亵渎。

（2）喝红酒前应先拭净嘴角，并深嗅红酒浓郁的味道。红酒需要一小口一小口地喝。商务宴请中，如果喝的红酒是名牌或珍贵藏品，一饮而尽会让大家觉得"暴殄天物"，觉得你太性急，不懂得欣赏和品味，不懂得尊重，也会为你的缺乏修养而深感遗憾，那么商务会谈的结果也就可想而知了。

（3）正确的握杯姿势是用手指握杯脚。为避免手的温度使酒温增高，应用大拇指、中指和食指握住杯脚，小指放在杯子的底台固定。

（4）喝酒时绝对不能吸着喝而是倾斜酒杯，像是将酒放在舌头上似的喝。轻轻摇动酒杯，让酒与空气接触以增加酒味的醇香，但不要猛烈摇晃杯子，如图 5-8 所示。

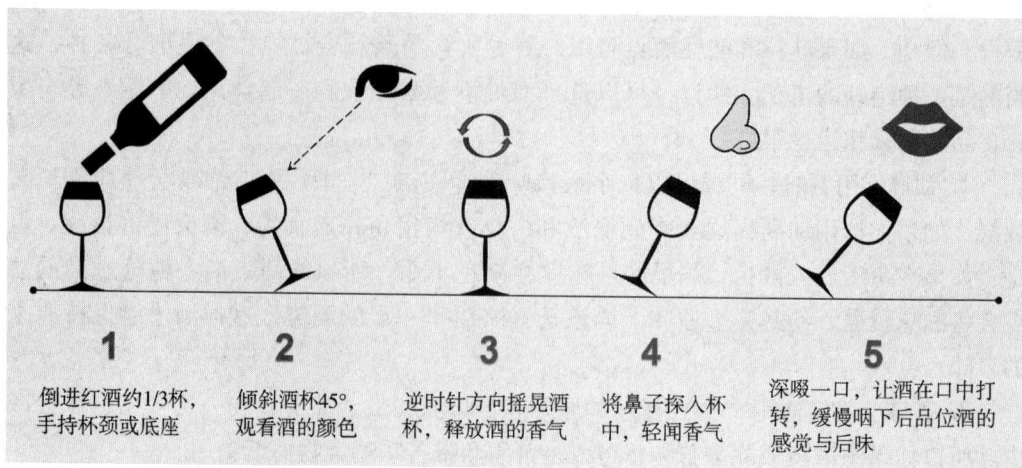

1	2	3	4	5
倒进红酒约1/3杯，手持杯颈或底座	倾斜酒杯45°，观看酒的颜色	逆时针方向摇晃酒杯，释放酒的香气	将鼻子探入杯中，轻闻香气	深啜一口，让酒在口中打转，缓慢咽下后品位酒的感觉与后味

图5-8　品鉴红酒示意图

（四）酒会礼仪

（1）举办酒会时，应兼顾主宾和次宾。如果主人只和主宾交谈，或者只和善于交际的客人交流，任由次要客人和性情安静的客人在角落里独处，会使其他客人觉得势利。

（2）作为宴请方，应对每位客人照顾周到，主动打招呼和寒暄。有普通宾客与自己交谈时，应热情回应。

（3）不要把酒会当作一场自助餐会，应主动敬酒、注意交际，圆满地让每位客人都感受到宴请方的热情、礼貌。

（4）商务酒会要注意饮酒有度，避免劝酒、挡酒、代饮等，更不能划拳、豪饮，既降低身份档次，又会被视为不懂酒文化，亵渎美酒。

你知道吗

东欧国家酒饮礼仪

干杯和敬酒是东欧国家社交活动中很重要的一部分，同样听从主人的安排。在主人敬酒之后，你才能品酒，千万不要在主人敬酒之前喝酒。俄罗斯人可能会举起任何酒干杯；但在波兰，你只能用伏特加酒干杯；而在匈牙利敬酒时不能碰杯。

四、茶饮礼仪

中国是茶的故乡，有着悠久的种茶历史，又有着严格的敬茶礼节，还有着奇特的饮茶风俗。

中国饮茶，从神农时代开始，少说也有四千七百多年的历史了。茶礼有缘，古已有之。"以茶会客"是一种礼仪。商务宴请也可以采用品茗商谈形式，既简便经济，又典雅庄重。茶的本性是恬淡平和的，因此，品茗礼仪要求着装整洁大方，除了仪表整洁外，还要求举止庄重得体，落落大方。所谓"君子之交淡如水"，也是指清香宜人的茶水。

（一）茶道文化

茶道是一种烹茶饮茶的生活艺术，是一种以茶为媒的生活仪式，是一种以茶修身的生活方式。在茶道中，必不可少的就是茶道组合，简称茶道组，也被称为茶道六君子，如图5-9所示。六君子简单通俗地说就是六个人。在茶道中茶道六君子是指茶匙、茶针、茶漏、茶夹、茶则、茶筒。

茶道六君子的用途如下。

1. 茶夹 又称茶镊，外形就如同一个夹子一般，可将茶渣从壶中夹出，也常有人拿它来挟着茶杯洗杯，防烫又卫生。

2. 茶匙 又称茶则，外形就是一个小勺子，为盛茶入壶的用具。

3. 茶漏 又称茶斗，外形就是一个环形的如同漏斗一般的器具，茶漏于置茶时放在壶口上，以导茶入壶，防止茶叶掉落壶外。

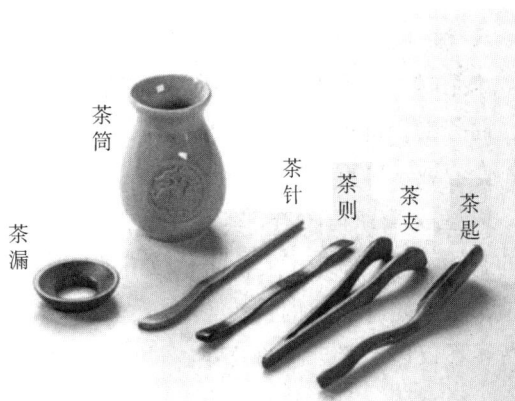

图5-9 茶道六君子

4. 茶针 又称茶通，外形就是一根细头针的模样。茶针的功用是疏通茶壶的内网（蜂巢），以保持水流畅通。当壶嘴被茶叶堵住时用来疏浚，或放入茶叶后把茶叶拨匀，碎茶在底，整茶在上。

5. 茶则 又称茶拨，外形就是一个带有扁平弯头的棍状器具。其主要用途是挖取泡过的茶，壶内茶叶冲泡过后，往往会紧紧塞满茶壶，加上一般茶壶的口都不大，用手挖出茶叶既不方便也不卫生，故皆使用茶则。也可配合茶匙，拨弄茶叶进入茶壶使用，故又名茶拨。

请你想一想
茶道六君子分别有什么作用？

6. 茶筒 外形如同花瓶一般，盛放茶艺用品的器皿茶器筒。

（二）礼仪要求

1. 茶具要清洁 商务宴请宾客来访，先让座，后备茶。冲泡茶前，一定要把茶具清洗干净。清洗干净后，在冲茶、倒茶之前最好再用开水烫一下茶壶、茶杯。这是礼貌和卫生的表现，也是礼诚待客最基本的礼仪规矩。

2. 茶水浓度要恰当 泡茶，茶叶用量要适当，不宜过多，也不宜太少。茶叶过多，茶味过浓；茶叶太少，泡出的茶没有味道。泡茶前，不妨先问问宾客的饮茶习惯，再根据客人的口味浓淡习惯冲泡。

3. 七分茶三分情　俗语有说："七分茶三分情，茶满欺客。"倒茶给宾客，无论是大杯小杯，都不宜倒得太满，以倒七分满为宜，留下三分人情给客人是礼法。

奉茶时应依职位的高低顺序，先端给职位高的客人，再依职位高低端给自己公司的同仁。茶的水温不宜太烫，以免客人不小心被烫伤。

4. 端茶讲究得法　中国的传统习惯是只要两手健全，都必须用双手给客人端茶。此外，双手端茶也有讲究：有杯耳的茶杯，一般是用一只手抓住杯耳，另一只手托住杯底，把茶端给客人。握杯时注意，应握杯身2/3至以下部位，因为杯身上面1/3是入口喝茶的位置，更不可将手掌悬于杯口上方来握杯。为宾客准备的茶水，应在茶水间倒好再端到会客室里去。上茶时如有点心招待，应先将点心端出，然后再奉茶。

5. 添茶注意时机　要时刻关注客人的杯子，需要添茶时，要义不容辞地及时去添茶。添茶时，必须先给客人添茶，最后再给自己添。

商务洽谈过程中，若正在交谈时，最好不要饮茶或添茶，有失礼节，让说话者感觉不专心或不尊重。

6. 客人离家再收拾　客人离席恭送而出后，才能收拾桌面的茶具。商务交往中贯穿的茶饮礼仪，体现了接待者的文化修养和所在公司的素质档次。茶饮礼仪能使客人心情愉悦，增进彼此的情谊，在商务交往中体现出一种形式美、感官美、人情美。以茶待客不仅体现着自身的教养，同时也是礼貌待客的一种体现。

任务三　通联礼仪

PPT

众所周知，现代社会是一个信息的社会。对于广大商界人士而言，信息就是资源，就是财富，就是生命，所以大家都不约而同地对信息重视有加。目前，多种多样的现代化通信工具层出不穷。它们的出现，为商务交往获取、传递、利用信息，提供了越来越多的选择。

一、通讯礼仪

通讯是指人们利用一定的电讯设备，来进行信息的传递。被传递的信息，既可以是文字、符号，也可以是表格、图像。在日常生活里，商务交往接触最多的通信手段，主要有电话、手机、传真、电子邮件等。通讯礼仪，通常指在利用上述各种通信手段时，所应遵守的礼仪规范。

（一）电话礼仪

在所有电子通信手段中，电话出现得最早。迄今为止，它也是使用最广的。因此，电话礼仪是商务交往所要掌握的重点。对于商务交往来讲，电话不仅仅是一种传递信息、获取信息、保持联络的寻常工具，也是商务人员所在单位或个人形象的一个载体。

所谓电话形象，即人们在通电话的整个过程之中的语言、声调、内容、表情、态度、时间感等的集合。它能够真实地体现出个人的素质、待人接物的态度以及通话者所在单位的整体水平。正因为电话形象在现代社会中无处不在，而商务交往又与电话"难解难分"，因此凡是重视维护自身形象的单位，都会对电话的使用给予高度的关注。

1. 拨打前准备工作 在打电话之前，要做好充分准备。最好把对方的姓名、电话号码、需要沟通的事情要点等内容列出一张清单，准备好相关资料，避免在打电话时出现缺少条理、主次不分或遗忘信息的现象。如果反复打电话说明，会多次打断对方的工作，给对方带来不便。

2. 拨打电话礼仪

（1）拨打电话要选择合适的时间。工作日上午 8 点前、11 点以后不宜打电话；中午、下午 2 点前和 5 点以后不宜打电话；晚上 8 点以后不宜打电话，深夜更不宜打电话。尽量不要占用他人的私人时间，尤其是节假日时间。如果是国际电话，要注意国际地区时差以及各国工作时间的差异。

（2）打电话时要用问候语。常用"您好""打扰了"等礼貌用语。打电话时要始终保持良好的精神状态，使对方通过电话也能够感觉到良好的谈吐举止。

（3）接通电话后要自报家门，主要包括单位、职务和姓名，并询问对方此时是否方便接听。如果感觉对方说话不便，应主动表示理解，并诚意致歉，另约时间通话。如需转接电话，要向对方致谢。

（4）请对方回电时，要留下可靠的联系信息。尽可能详细准确地告知对方个人联系信息，如电话号码、姓名、单位等有效信息。明确自己方便接听的时间。

（5）长话短说——"3 分钟原则"。打电话时，如果不是十分烦琐的事务，应自觉地、有意识地将每次通话时间尽量控制在 3 分钟内。

（6）打电话时，注意话筒与嘴的距离保持在 3 厘米左右，嘴不要贴在话筒上。尽量不要把电话架在脖子上，更不要趴着、仰着或边走边说，避免对方感觉声音过高或过低，很可能会引起对方的不悦。

（7）如果不小心拨错了电话，要及时对无端被打扰的对方道歉，诚恳地说声"对不起"。不要连个"回音"都不给，就把电话挂断了。

（8）结束通话时，先请对方挂断电话，不可抢先挂上电话。挂电话时应轻放话筒，不要用力摔，令对方起疑。要保证和对方沟通完毕并且已经说"再见"。如果因为线路问题导致电话突然中断，应该及时回拨，并向对方致歉。

3. 接听电话礼仪 商务人员在接听电话时，虽然是被动的一方，但也必须保持专心致志、彬彬有礼。时刻注意自己的态度和表情。表面上看，商务人员接电话时的态度与表情对方是看不到的，但实际上这一切对方其实完全可以在通话过程中感受得到。

（1）电话铃声响起后，应及时接听，来电响铃最好不要超过三声。

（2）若电话铃声响很久才接到电话，通话之初应首先向对方表示歉意。一般情况下，尽量不要让别人代劳。错过电话后，要及时回拨，以免错过了对方的热情和坦诚。

（3）在办公室接电话，最好是走进电话，双手捧起电话，以端正的姿势，面带微笑地与对方友好通话，注意态度要殷勤、恭谦。

（4）主动自报家门，日常寒暄，礼貌问候。例如"您好，这里是××公司××部，我是×××，请问您是哪位/有什么可以为您效劳?"

（5）语气和蔼，耐心聆听。接到误拨进来的电话，应耐心告诉对方拨错了电话，不能冷言冷语、恶言训斥或用力挂电话。

（6）不可贸然替别人接电话。如果电话响个不停，应该征求电话主人的意见。倘若被找的人不在，应在接电话之初立即相告，并可以适当地表示自己可以"代为转告"的意思。代接电话要做好记录并及时转告。未经同意，不得透露同事个人情况。

（7）通话因故暂时中断后，要耐心等对方再拨进来，并保持热情回应。

（8）接待电话时，理当一律给予同等的待遇，不卑不亢。这种公平的态度，容易为自己赢得朋友。

4. 常规应对规则　与日常会话和书信联络相比，接打电话具有即时性、经常性、简捷性、双向性、礼仪性等较为突出的特点，因此，在商务交往中，掌握一些基本应对规则是非常必要的。

（1）重点情节要重复。不论自己是否进行现场笔录，都需要把对方传递的一些重要信息，比如商品规格、具体数量、销售价格等重要参数进行重复，以免出现记忆性错误。

（2）电话掉线要迅速回拨。拨去的同时要说明电话中断原因，比如为了避免声音不清晰或临时跳线所致，并致以歉意，以免造成误会。

（3）需要临时为他人代接电话时，要注意以礼相待、尊重隐私、记忆准确、传达及时等问题。

> **请你想一想**
> 结合所学内容，说一说接听电话的基本流程与礼仪。

（4）在会晤重要客人或举行会议期间，应避免长时间接电话。可简约向来电者说明原因，表示歉意，并承诺稍后联系。如果有重要电话需要接听时，应礼貌地向客人说明；接电话时，应请客人稍候或避开客人；应简短通话回复，避免将客人晾在一边太久。

（5）接电话时不要与其他人交谈，也不能边听电话边看文件、看电视，甚至吃东西、喝水等。

（6）接电话时，不可不理睬另一个打进来的电话，可以向正在通话的一方说明原因，请其稍等片刻，立即接听另一个电话，但接通后告知对方稍后再打过来，然后继续先前的电话沟通。

（二）手机礼仪

商务交往中，人们往往风尘仆仆，忙忙碌碌。随着科技的发展，为适应商务人员工作繁忙，活动量大，时常"居无定所"，而又急需"随时随地传递信息"的特点，手机的广泛使用已经远远超过座机电话的使用频率。

1. 手机的携带

（1）一般情况下，手机应放在随身携带的公文包内，也可以放在上衣口袋内，但注意不要影响衣服的整体外观。

（2）不要在不适用时将手机握在手里或挂于上衣口袋之外。

（3）在参加会议时，可将手机暂交秘书、会务人员代管。

（4）与旁人一起交谈时，可将手机放在手边、身旁、背后等不明显之处。

2. 手机的使用

（1）避免在公共场合，尤其是楼梯、电梯、路口、人行道等人来人往之处，旁若无人地使用或玩弄手机。

（2）注意在要求"保持安静"的公共场所，不要大声接打电话，应将手机调整为关机或静音状态。

（3）上班期间，尤其是在办公室、生产车间等场所，避免因私人原因使用手机。

（4）商务会见、商务宴请等聚会场合，不要当众如无其事地使用手机，以免影响公司整体或个人自身形象。

（5）注意个性化铃声的使用。铃声内容不应有不文明的言语；铃声不能给公众传导错误信息；铃声要和身份相匹配；音量不宜过大。

（6）出于自我保护和防止他人盗机、盗码等多方面的考虑，通常不宜随意将本人的手机借给他人使用，或是前往不正规的维修点检修。同样，随意借用别人的手机也是不适当的。

你知道吗

不应使用手机的场合

1. 驾驶汽车时，不要使用手机，除违反交通守则外，还存在很大的安全隐患。

2. 不要在加油站、面粉厂、油库等处使用手机，以免引发火灾、爆炸。

3. 不能在飞机飞行期间启用手机，以免影响飞行通讯信号。

4. 涉及商业机密、国家安全的事项，最好不要在手机中使用，以免出现信息外漏情况，引起不良事端。

5. 不要在医院病房内使用手机，有可能造成仪器运作紊乱，或影响其他患者的静养。

（三）传真礼仪

在商务交往中，经常需要将某些重要的文件、资料、图表即刻送达身在异地的交往对象手中。传统的邮寄书信的联络方式，已难于满足这一方面的要求。随着通信技术的高速发展，传真便应运而生，并且迅速走红于商界。

1. 传真的介绍 传真，又叫作传真电报。它是利用光电效应，通过安装在普通电话网络上的传真机，对外发送或是接收外来的文件、书信、资料、图表、照片真迹的一种现代化的通讯联络方式。现在，在国内的商界单位中，传真机早已普及成为不可或缺的办公设备之一。

传真的优点主要是操作简便，传送速度非常迅速，而且可以将包括一切复杂图案在内的真迹传送出去。它的缺点主要是发送的自动性能较差，需要专人在旁边进行操作。有些时候，它的清晰度难以确保。

2. 传真的使用

（1）使用传真设备必须符合法定要求。国家规定：任何单位或个人在使用自备的传真设备时，均必须严格按照电信部门的有关要求，认真履行必要的使用手续，否则即为非法之举。

具体而言，安装、使用传真设备前，必须经电信部门许可，并办理相关的一切手续，不准私自安装、使用传真设备。安装、使用的传真设备，必须配有电信部门正式颁发的批文和进网许可证。如欲安装、使用自国外直接带入的传真设备，必须首先前往国家指定的部门进行登记和检测，然后方可到电信部门办理使用手续。使用自备的传真设备期间，按照规定，每个月都必须到电信部门交纳使用费用。

（2）使用传真设备通讯，必须在具体的操作上力求标准而规范。不然，也会令其效果受到一定程度的影响。

（3）本人或本单位所使用的传真机号码，应被正确无误地告之商务交往对象。一般而言，在商用名片上，传真号码是必不可少的一项重要内容。

（4）认真记好商务交往对象的传真号码。为了保证万无一失，在有必要向对方发送传真前，最好先向对方通报一下。这样做既提醒了对方，又不至于发错传真。发送传真时，必须按规定操作，并以提高清晰度为要旨。与此同时，也要注意使其内容简明扼要，以节省费用。

（5）单位应当安排专人负责传真设备的使用。无人在场而又有必要时，应使之自动处于接收状态。为了不影响工作，单位的传真机尽量不要同办公电话采用同一条线路。

（6）商界人员在使用传真时，必须牢记维护个人和所在单位的形象问题，必须处处不失礼数。在发送传真时，一般不可缺少必要的问候语与致谢语。

（7）出差在外，有必要使用公众传真设备时，除了要办好手续、防止泄密之外，对于工作人员也必须以礼相待。

（8）接收到他人的传真后，应当在第一时间内即刻采用适当的方式告知对方，以免对方惦念不已。需要办理或转交、转送他人发来的传真时，千万不可拖延时间，耽误对方的要事。

二、信函礼仪

信函，又称书信，它是人类最古老又最常用的一种沟通手段。时至今日，在公务交往中，信函依旧是职员所常用的有效而又实用的交流方式之一。

在一般情况下，商务交往中所使用的信函亦称商务信函。相对于普通书信，商务信函使用于正式场合，在礼仪方面通常有着更为标准而规范的要求。

（一）商务信函的版式及分类

1. 商务信函的版式

（1）平头式　所有条目顶着信纸的左边。

（2）混合式　正文每段缩进，其他左对齐。

（3）缩行式　信内地址的第二行及后续行都比前一行缩进数格，正文每段开始也缩进。

2. 商务信函的分类

（1）与销售相关的信函　主要包括介绍公司及产品、解释信、询问信等种类。

（2）客户信函　主要包括邀请函、致谢函、回复投诉信、致歉信等种类。

（3）账户信函　主要包括追索、通知等种类。

（4）与个人相关的信函　主要包括推荐信（介绍信）、称赞信、投诉信、要求信、拒绝信等种类。

（二）商务信函基本礼仪

使用商务信函时，应注意言辞礼貌、表达清晰、内容完整、格式正确、行文简洁等几大要点。在写作信函、应用信函等方面要注意全面地运用礼仪规范。

1. 写信时字迹要工整清晰　不要在同一封信上使用两种字体、两种信纸或两种颜色的油墨，尽量不要涂改。

2. 写信时要注意格式　一封完整的信应该包括称呼、问候语、正文、结尾、落款和日期。

3. 写信要长短适宜　根据内容定字数，避免短短几句犹如电报，长篇大论犹如小说的情况。一封信写得是否完整，建议使用五个"W"来检验，即"Who""What""Where""When""Why"（有时是"How"）。

4. 不可将私人信件、公务密函等公之于众　故意将其公开的行为已经超越礼仪而涉嫌犯罪。

5. 收到信后要及时回复　根据信的内容进行回复，如果信件信息很急很重要，也可以采用电话等形式进行回复。

（三）商务电子邮件礼仪

近年来，在诸多电子通信手段中跑出来了一匹"黑马"，它就是电子邮件。自打诞生以来，它的发展可谓突飞猛进，日新月异，令人刮目相看。如今，它已经在商界交往中得到了越来越广泛的使用。

1. 电子邮件的介绍　电子邮件，又称为电子函件或电子信函。它是利用电子计算机所组成的互联网络，向交往对象所发出的一种电子信件。使用电子邮件进行对外联络，不仅安全保密，节省时间，不受篇幅的限制，清晰度极高，而且可以极大地降低通信费用。

2. 电子邮件的使用　商务交往中，使用电子邮件对外进行联络时，应当遵守的礼仪规范主要包括以下几个方面。

（1）标题要提纲挈领，切忌使用含义不清、胡乱浪漫的标题。一个电子邮件，大都只有一个主题，并且往往需要在前注明。若是将其归纳得当，收件人见到它便对整个电子邮件一目了然了。

（2）规范填写邮件主题，用短短的几个字概括出整个邮件的内容，便于收件人权衡邮件的轻重缓急，分别处理。

（3）向他人发送的电子邮件，一定要精心构思，认真撰写。若是随想随写，是既不尊重对方，也不尊重自己的。电子邮件要便于阅读，就要以语言流畅为要。尽量别写生僻字、异体字。引用数据、资料时，则最好标明出处，以便收件人核对。

（4）回复信件时，要格外注意必须重新添加、更换邮件主题，最好写上来自××公司的邮件，以及年、月、日，以便于对方一目了然和保留。

（5）文件格式应类似于书面交谈式风格，开头要有问候语，合宜地称呼收件者，结尾要有签名落款。如果是比较正式的邮件，还要用和正式的信笺一样的文件，开头要用"尊敬的"或者是"××先生/女士，您好!"；结尾要有祝福语，并使用"此致/敬礼!"这样的格式。

（6）针对需要回复及转寄的电子邮件，要小心写在电子邮件里的每一个字、每一句话，内容尽量简明扼要。

（7）发邮件时一定要慎重，还要定期重新审查曾经发过的电子邮件，评估其对商业往来所产生的影响。

（8）接收到邮件时，如果自己是主送方，应当在最短的时间内给予回应，避免造成商务往来信息的沟通延迟。

你知道吗

商务活动邀请函

在商业社会圈里，商务礼仪活动邀请函出现得越来越普遍，它反映了商务活动中的人际社交关系，企业可根据商务礼仪活动的目的为其合作伙伴撰写具有企业文化特色的邀请函。

1. 严格遵守写作格式。礼仪活动邀请函属于社会生活使用文书，具有社会公关及礼仪功能。因此书写规范、准确文雅，不仅表示礼貌庄重，也有凭证作用。

2. 邀请函中，要注意语言简洁明了，礼貌性强，表达感情热情诚恳，使之单纯地、充分地传递和谐友好的感情。

3. 邀请函中要写明活动的细节。主要包括：称谓、邀请事由；派对的具体时间、日期、大体持续的时间；派对地点；参加聚会的对象；需要携带的物品；服饰的要求等信息。

4. 商务礼仪活动前要提前发送邀请函。如果召开商务派对，应尽可能早地寄送派对邀请函，确保客人能够收到，同时也有足够的时间来回复邀请函。理想的时间是在活动的前 3～6 周，使受邀方有足够的时间对各种事务进行统筹安排。

5. 发出邀请函后，再认真核对检查一遍，确保没有遗漏应该邀请的人，避免造成不必要的误会。

任务四　礼尚往来

PPT

中国是礼仪之邦，《礼记·曲礼上》中提到："礼尚往来。往而不来，非礼也；来而不往，亦非礼也。"馈赠礼品作为一种非语言的交际方式，借以物的形式表情，礼载于物无声胜有声，起到传情达意的作用。适宜的馈赠，给交际活动锦上添花，有利于增进赠礼者和受礼者之间的感情，使双方的关系注入新的活力。

一、国内外礼品馈赠礼仪

（一）馈赠

1. 馈赠的含义　馈赠是人们在交往过程中通过赠送给交往对象礼物来表达对对方的尊重、敬意、友谊、纪念、祝贺、感谢、慰问、哀悼等情感与意愿的一种交际行为。

2. 馈赠礼品的目的　促进交际，巩固关系或表示酬谢，以体现馈赠者的品质和诚意。

3. 馈赠礼品的场合　馈赠礼品前要根据不同的场合，选择合适的礼品以达到良好的沟通效果，主要场合有以下几个：①表示谢意敬意；②祝贺庆典活动；③公共关系馈赠；④祝贺开张开业；⑤适逢重大节日；⑥探视住院患者；⑦受邀家中做客；⑧遭受不测事件。

（二）馈赠礼品基本原则

互相馈赠礼物是人们表情达意的一种沟通方式，应掌握四个原则。

1. 突出礼品的纪念性　送礼是表示尊敬、友好的一种方式，人们常说："礼轻情意重。"强调的就是礼品的纪念性与情谊。纪念性指礼品要与一定的人、事、环境联系起来，让受礼人见物思人、忆事。所以选择礼品应了解受礼人的个人情况、经历及喜好等。

2. 体现礼品的民族性　有句话说："越是民族的东西，就越是世界的。"每个民族、国家都有自己独特的文化传统和特点。"物以稀为贵"，在送礼时这个"贵"是珍贵，不是价值贵。特别是馈赠国际友人礼品时，能体现民族特色的礼品最为恰当。

3. 强调礼品的针对性　所谓"宝剑赠侠士，红粉赠佳人"，送礼一定要看对象。不论是国际交流，还是国内交往，正式活动，或私人应酬，交往对象因国家、民族不同，年龄、性别、职业、兴趣也各异。选择时，一定要因人而异。务必根据不同的对象，选择不同的礼品，满足不同的需要。

4. 注重文化的差异性　不同国家、不同民族有不同的文化传统，也就有不同的文化禁忌。一件礼品在中国是受欢迎的，在其他国家却可能是忌讳的。

你知道吗

不同场景的礼品选择

1. 表示谢意敬意　锦旗、鲜花。

2. 祝贺庆典活动　花篮、匾额、书画、题词。

3. 祝贺开张开业　花篮、吉祥寓意的盆景或摆设。

4. 适逢重大节日　应节礼品，如端午节的粽子、中秋节的月饼等。

5. 探视住院患者　水果、鲜花、书籍、营养品。

6. 受邀家中做客　红酒、水果，小孩的糖果、玩具、书籍等。

7. 遭受不测事件　电话慰问、送钱款相助。

（三）礼品选择

1. 赠礼对象　要尽可能了解受礼人的年龄、性别、兴趣、爱好、个人修养、品位、宗教信仰、经济状况和文化水平等。好的礼品不是用金钱来衡量的，而是受礼人是否喜爱。不同的人选择不同的礼品，对家贫者，以实惠为佳；对富裕者，以精巧为佳；对爱人，以纪念性为佳；对朋友，以趣味性为佳；对老人，以实用为佳；对孩子，以启智新颖为佳；对外宾，以民族特色为佳。

2. 赠礼场合　通常情况下，送礼应避免在公共场合，容易让人产生受贿赂的嫌疑。只有礼轻情意重的礼物，比如书籍、纪念品、鲜花等礼物，适合在大庭广众下赠送。

3. 赠礼禁忌　馈赠礼物时应避免违反不同国家或地区的忌讳，在送礼前，了解各个国家或地区的风俗禁忌及喜恶是非常有必要的。

在中国，忌给长者送手表或者钟表，因为"送钟"与"送终"同音；忌给情侣送伞或梨，因为中文发音为"散"和"离"。忌给健康的人送药，给别人送药意味着他们有可能生病或者是你希望他们生病；忌给家人以外的人送鞋，鞋的发音同"邪"，被视为不吉利的象征，如果你送给对方的鞋尺码小的话，还意味着给别人穿小鞋。日本喜欢精致的包装，但日本人忌讳打上蝴蝶结，中国人讲究送烟送酒，而日本人却送酒不送烟。在韩国，"四"是不吉利的数字，不要送四件一套的礼物。在德国，不要送尖锐的东西作为礼物，因为德国人视其为不祥之兆。在阿拉伯国家，包括那些描绘有动物图案的礼物不受欢迎。

你知道吗

不同国家、地区的送礼风俗

1. 德国　送礼讲究包装。

2. 阿拉伯国家　初次会面不送礼，否则会被视为行贿。用旧的物品和酒不能送人；特别不能送礼物给有商务往来的熟人的妻子。

3. 法国　应邀去法国人家用餐时，应送几枝不捆扎的鲜花。

4. 拉丁美洲国家　不能送手帕、刀剪。

5. 日本　很重视礼，但不必实用。日本人喜欢中国的丝绸、名酒及中药，但对有狐獾图案的东西比较反感。

6. 英国　一般都是送花费不多的东西，如高级巧克力、名酒和鲜花。对标有公司标记的礼品，英国人普遍不欣赏。

7. 美国　最盛行在圣诞节互赠礼品。

8. 俄罗斯　忌讳别人送钱，认为送钱是一种对人格的侮辱。但他们很爱外国货，外国的糖果、烟、酒、服饰都是很好的礼物。

（四）礼品包装

正式场合赠送礼品时，需要对礼品进行精心的包装，以表示馈赠人的慎重与诚意。包装礼品时，要事先了解包装的材料、图案、文字、色彩的选择和使用，甚至包装的具体方式，是否符合受赠人的习俗惯例，宗教、民族禁忌。在中国，人们把红色视为喜庆色，黑色为凶色，在婚礼、祝寿、开业等喜庆场合，所送的礼品常是红色的或以红色材料包装，以图吉利。在日本，白色代表死亡，因此包装纸不适合全白。在阿拉伯国家赠送礼物，包装上忌讳动物图案，特别是猪等图案。法国人喜欢花，但送人花时花束不能捆扎、不能带土，还必须是单数，还要避开不吉利的"13"；送法国人礼物不要送带有仙鹤图案的，在法国仙鹤代表愚蠢；不要送核桃，因为代表不吉利。黑色在美国人眼里同样被视为不吉利，包装礼品时不要用黑色的纸。德国人喜欢用专门的包装纸修饰礼物，但礼品切忌用白色、黑色或棕色的包装纸或丝带包扎。

二、国内外礼品接收礼仪

（一）受礼礼仪

在一般情况下，送礼人真心诚意赠送的礼品，只要不是违法、违规的物品，都可以大方接受他人的诚意。当然在中国，接受前适当地表示谦让是有必要的。当赠送者向受赠者赠送礼品时，受赠者应立即起身，双手接受礼品，并向对方表示感谢。接受礼品时态度要从容大方，恭敬有礼，不可过于关注礼物而疏忽与赠送者的交流。接过礼品后，应表示感谢，或说几句不要破费之类的客套话。过早伸手去接，或拒不以手去接，都不太合时宜。按照国际惯例，拿到礼物后，可以向赠送人询问是什么，或是否可以打开，获得同意后受赠者可以当面打开，并真诚地赞赏一番，表示对赠送人的尊重及对礼物的珍视。礼品启封时，要注意动作文雅，不要乱撕、乱扯，随手乱扔包装用品。开封后，赠送者还可以对礼品稍做介绍和说明，说明要恰到好处，不应过分炫耀。受赠者可以采取适当动作对礼品表示欣赏之意并加以称赞，然后将礼品放置在适当之处，向赠送者再次道谢。切忌将礼物随意放置或者对礼物挑三拣四。

（二）拒绝礼仪

一般情况下，不要拒绝他人赠送的礼品。但如果赠送人赠送的礼品特别昂贵，并且隐含某种目的，涉及违法违纪等行为，则应该果断而有礼貌地拒绝。可以采取以下三种方式拒绝。

1. 婉言相告　先表达对赠送人的感激之情，再以比较委婉的方式拒绝赠送人的礼品。如赠送高级保养品时，可以婉拒说最近身体不太适合使用该类产品等。

2. 直言缘由　向对方详细说明拒绝的原因，切记不可硬阻挡，以免双方难堪。

3. 事后归还　如遇当面无法拒绝的赠送时，可以事后进行归还，切记不可当众归还赠礼人礼品，以免让赠礼人尴尬。

三、鲜花赠送礼仪

（一）赠花对象

赠花是一门艺术，送花的目的是以花为礼，传达情感，增进感情。人们习惯用鲜花来表达友谊、爱情、祝福等情感。结婚、迎宾、典礼等以花为礼，锦上添花。赠送鲜花前，可以根据赠送人不同，考虑鲜花的品种及禁忌。

1. 送长辈　送花给年纪较大的长辈时，应避免选择整束白色或黄色的鲜花，最好送小盆栽，如松柏、福建茶或者一些长寿耐开的花，如长寿花、报岁兰、万年青、常春藤等；在颜色方面，尽量送喜气、热闹颜色的花卉。花的品种也要谨慎选择，例如菊花在日本是品格高逸、有君子之风的花；但在中国，却是丧事用的花。

2. 送患者　送花给患者最好不要送盆栽以及浓香的花，送盆栽也有"根留医院"的说法。风信子、玫瑰、百合等香气浓郁的花，不太适合送给患者。另外，需要了解患者是否有花粉过敏的情况。

3. 送同事　同事之间送花，特别是异性，慎送玫瑰，因为黄玫瑰代表嫉妒，红玫瑰代表爱情。

（二）赠花时机

在人际交往中，人们通常会在以下场合以花赠人。

1. 喜礼之用　结婚、生子、做寿、乔迁、升学、晋职等诸般喜事，均可以赠送鲜花表示庆祝。

2. 贺礼之用　参与某些活动，用于表达祝贺之意。

3. 节庆之用　情人节送玫瑰；母亲节送康乃馨。

4. 慰问之用　当外方人士或其家人遇到不幸或挫折时，或是遇到其他一些天灾人祸时，应前去慰问，并赠以鲜花。

5. 丧葬礼之用　当关系亲密者或者其家人举办丧事、葬仪时，可送以素雅的鲜花，以寄哀思。

6. 祭奠礼之用　当祭祖、扫墓时，可以花为礼，追思、缅怀故人或表示自己的哀思。适合黄、白菊花或黄、白百合。

7. 迎送之用　当外方人士来访或即将归国时，向其赠送一束鲜花，可以巧妙、委婉地向对方表达自己的热情、友谊。

8. 做客之用　当受邀参加家宴时，可以给女主人送上一束鲜花。

9. 致歉之用　有些时候，因为自己的差错而与其他人产生了矛盾、误解甚至隔阂，可以通过向其赠送鲜花来表示歉意，必要时还可附以道歉卡。

（三）鲜花寓意

每一种花都代表不同的寓意，如果盲目地送花，可能会引起不必要的误会或尴尬。常见的鲜花寓意见表 5 - 1。

表 5 - 1　常见鲜花的寓意

鲜花名	寓意	鲜花名	寓意
红玫瑰	我爱你	芍药花	依依惜别
粉玫瑰	暧昧之恋、铭记于心、初恋	牡丹花	荣华富贵
白玫瑰	天真、纯洁、尊敬、谦卑	兰花	正气凛然
白山茶	真爱、真情	郁金香	胜利、美好
红蔷薇	相恋之意	紫罗兰	朴素、谦逊、诚实
百合	百年好合	康乃馨	母爱
菊花	高洁	雏菊	清白、纯真、纤细
荷花	出淤泥而不染	毋忘我	永恒的爱

能力训练一

（一）训练目的

掌握迎接礼仪。

（二）训练内容

1. 模拟机场迎接客人场景，两人扮演客人（韩经理、张先生），两人扮演接待人员（秦经理、李先生）。

2. 迎接的内容包括制作欢迎牌（A4 纸）、介绍宾客、递送名片。

（三）能力要求

1. 能够根据接待要求制作欢迎牌。

2. 能够正确模拟介绍礼仪，注意介绍顺序。

3. 能够掌握递送名片的基本礼仪。

能力训练二

（一）训练目的

掌握西式餐具使用礼仪。

（二）训练内容

1. 请同学根据所学内容，正确摆放西餐餐具。

2. 摆放后请同学讲解每样餐具的基本用途及刀、叉的摆放寓意。

（三）能力要求

1. 能够正确区分西餐餐具的基本用途。

2. 能够熟悉西式餐具摆放及礼仪，并能正确描述出刀、叉的摆放寓意。

能力训练三

（一）训练目的

掌握电子设备使用礼仪。

（二）训练内容

以组为单位，分角色表演拨打电话和接听电话场景，做好打电话前的准备工作，练习拨打和接听电话日常礼貌用语，模拟撰写邀请函及电子邮件。教师、同学分别进行观摩与点评。

（三）能力要求

1. 打电话前确认时间及相关信息准确无误，拨打和接听电话热情礼貌。

2. 撰写邀请函及电子邮件的格式、用语准确无误。

目标检测

一、选择题

（一）单项选择题

1. 商务宴请的人物、时间、地点确定后，应至少提前（　　）正式向客人发出邀请，以便于对方做好日程安排。

　　A. 1 个月　　　　　B. 2 周　　　　　　C. 3 天　　　　　　D. 4 个小时

2. 商务宴请中需要注意布菜礼仪，了解对方的口味后，适当地布（　　）次。

　　A. 1 ~ 2　　　　　B. 2 ~ 3　　　　　　C. 3 ~ 4　　　　　　D. 4 ~ 5

3. 商务宴请时，中餐使用的餐具是（　　）。

A. 叉子　　　　　B. 筷子　　　　　C. 刀　　　　　D. 铲子

4. 给领导或长辈敬酒时，杯沿应（　　）对方，双手擎杯。

A. 高于　　　　　B. 平行　　　　　C. 低于　　　　　D. 随意

5. 红酒的最佳饮用温度是（　　），不宜冰镇。

A. 8～12℃　　　B. 10～20℃　　　C. 12～28℃　　　D. 18～21℃

6. 商务通讯中，应自觉地、有意识地将通话时间控制在（　　）分钟内。

A. 1　　　　　　B. 3　　　　　　C. 5　　　　　　D. 10

7. 馈赠是人们在交往过程中通过赠送给交往对象礼物来表达对对方的尊重、敬意、友谊、纪念、祝贺、感谢、慰问、哀悼等情感与意愿的一种（　　）。

A. 交际行为　　　B. 日常行为　　　C. 节日礼节　　　D. 个人行为

8. 馈赠礼品的目的是（　　）、巩固关系或表示酬谢，以此体现馈赠者的品质和诚意。

A. 结交朋友　　　B. 促进交际　　　C. 请人帮忙　　　D. 感激他人

9. "礼尚往来。往而不来，非礼也；来而不往，亦非礼也。"出自（　　）。

A.《孟子》　　　B.《大学》　　　C.《礼记》　　　D.《诗经》

（二）多项选择题

1. 黄、白菊花，可用于（　　）。

A. 丧葬礼　　　B. 祭奠礼　　　C. 慰问　　　D. 致歉

2. 拒绝他人礼物可以采取（　　）。

A. 婉言相告　　B. 直言缘由　　C. 事后归还　　D. 悄悄放回

3. 商务宴请时，西餐使用的餐具是（　　）。

A. 叉子　　　　B. 筷子　　　　C. 刀　　　　　D. 汤匙

4. 商务通联，一般可以使用的电子设备有（　　）。

A. 电话　　　　B. 手机　　　　C. 传真　　　　D. 电子邮件

5. 在西餐厅就餐时，入座时要（　　）。

A. 轻　　　　　B. 稳　　　　　C. 缓　　　　　D. 快

二、思考题

1. 如何礼貌地进行礼品馈赠？

2. 结合本章知识点，请你说一说中西餐用餐礼仪的相同处和不同处。

书网融合……

微课　　　　划重点　　　　自测题

医药营销礼仪与沟通技巧

学习目标

知识要求

1. **掌握** 接待顾客、医药产品包装、送客基本礼仪。
2. **熟悉** 顾客沟通、顾客成交技巧。
3. **了解** 处理顾客异议、顾客抱怨、投诉沟通的基本内容。

能力要求

1. 学会医药营销中的顾客沟通技巧；医药营销前的自我形象准备和迎宾准备。
2. 能够通过良好的沟通化解顾客异议，处理顾客抱怨和投诉，使顾客满意；通过沟通促成销售成交。

岗位情景模拟

情景描述 小依是一家医药企业的 OTC 代表，负责百姓连锁药店某钙片的推广。在一次向顾客推销钙片时，一位顾客就小依介绍的钙片提出异议："听说你们的钙片，钙含量不达标，吃了也没效果。"这显然不是事实，小依非常生气，要求顾客拿出依据来，否则就是造谣。顾客也不甘示弱，双方激烈地争吵起来，引来其他顾客围观，最终销售员占了上风，顾客因为没有依据而不再争辩，但一场交易却不欢而散，围观的顾客也失去了购买意愿。小依看上去争辩占了便宜，却在推销上吃了大亏。

讨论 1. 该案例给你什么启示？

2. 如果你是小依，你该如何面对顾客的异议？

一名优秀的医药销售人员，必须具备良好的职业形象，积极乐观的心态，丰富的专业知识，熟练的销售技巧，和谐的人际关系以及有效的沟通技巧。

任务一 医药营销前礼仪与沟通技巧

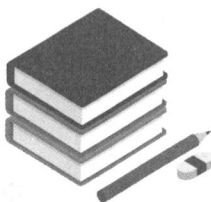

PPT

一、个人形象准备

医药营销人员注重个人仪容仪表，经常保持整齐、清洁，会给顾客带来一种专业的感觉，同时也能促进企业树立良好的企业形象。

1. 仪容自然 医药营销人员上岗前，应做好个人卫生，主要包括头发、面部、颈部、手部等身体部位。选择适当的发型，头发不染成异色。女性不披头散发，必要时应根据工作需求盘发；男性不留长发，大鬓角、头发保持清洁，前不盖眉、侧不过耳、后不遮领。保持面部清洁，避免发生眼角、耳鼻处有异物，口中有异味现象。女性应保持清雅淡妆，不宜浓妆艳抹；男性保持面部清爽，不留胡子。医药营销人员除佩戴手表，结婚、订婚戒指外，不宜佩戴别的饰物。指甲需经常修剪，不留长指甲，保持清洁，不可使用气味重的摩丝、香水。

2. 着装得体 医药营销人员在工作时间，如有要求必须统一着公司工装，保持服装干净、穿戴工整，按照公司统一要求佩戴好工作牌和微笑牌。注意不要佩戴与工作无关的胸饰，鞋子要与服装搭配。如药店需要长时间站立工作岗位，女性可以配一双百搭平跟或矮跟黑皮鞋。

3. 举止大方 医药营销人员的站姿、手势都在有意无意地向周围的顾客传递着某种信号。正确的举止，不仅是优质服务的重要内容，也是构成优美服务环境的重要条件。所以，要规范姿态，消除无意识的不正确举止。医药营销人员在岗前必须调整好自己情绪，面带微笑，不要把不愉快的情绪带到工作中，这容易在与人沟通过程中产生阻碍。与顾客沟通时，应保持言谈清晰、举止大方得体、态度热情持重、动作干脆利落，使顾客感到亲切、愉快、轻松、舒适，能够帮助营销人员更好地达成销售成交。

二、迎宾准备

药店涉及的行业具有特殊性，所以面对的顾客更具有指向性消费。服务只是销售过程的一部分，营销前的准备工作同样非常重要，营销准备被称为"基础工作"，基础工作准备得充分，就能保证药店营业时忙而不乱，提高效率，减少顾客的等待时间，避免差错和事故。所以，药店员工在做好个人岗前准备工作之时，同样要做好销售方面的准备工作。

1. 备齐药品 店员要检视所负责区域的柜台、货架药品是否齐全，及时将缺货补齐，核对新上架药品的价签是否正确。对于需要拆包、开箱的药品提前进行相应处理，及时检查剔除残损和近效期的药品，避免影响顾客购买体验。着重检查货架药品是否齐全，标签是否完整。如出现缺货应及时补货，无法及时到货的，要调整陈列，保持货架的美观和丰满。

2. 熟悉价格 店员要熟悉药店药品价格，特别是新上市药品。对于顾客的询价，能随时随地准确地说出药品价格，顾客才会对其有信任感。反之，店员对顾客的询价吞吞吐吐，半天答不上来还要去查电脑或问同事，很容易让顾客产生不满，甚至打消购买欲望。所以，熟悉各类药品的价格在销售过程中是必不可少的一个重要环节。

3. 售货用具 店员根据所负责货区使用的相关用具，做好相应准备，避免在营业时给工作造成不必要的麻烦，此项虽然看似简单，却是体现一位合格店员最基本的工作态度。如销售过程中的辅助工具——海报、爆炸贴、样品等。

4. 环境卫生 药店营业之前，店员要搞好店内外清洁卫生，调整好货区光源，对货架上的药品全面检查，明亮清洁的工作环境会给每一位光顾的消费者留下美好的印象。外部环境，包括门前入口、玻璃门、橱窗的清洁；内部环境，包括垃圾桶是否留有隔夜垃圾，要做到每个班组交接时清理干净，地面、柜台、货架等营业设施清洁。

任务二　医药营销中礼仪与沟通技巧

PPT

一、等待顾客礼仪

门庭若市是每家店面、每个店员的美好愿望，但在现实营销中，店内并不是每时每刻都在接待顾客，或者有较多顾客购买产品，特别是在药店销售淡季，经常处于空闲状态。

在顾客还没有上门之前，销售人员应时刻保持良好的精神状态，不让顾客一进店就看到销售人员打哈欠、伸懒腰、松松垮垮。作为销售人员要保持面带微笑，双手自然下垂，轻松交叉于身前，或双手重叠轻放在柜台上。两脚平行微分开，身体挺直、朝前，这种站立的姿势不但能缓解站立的疲劳，而且能以较好的姿势随时迎接顾客。切忌因为没有顾客或顾客较少，扎堆闲聊、玩笑打闹、玩手机或吃零食等。

二、基本服务用语

（一）招呼用语

药店销售人员在接待顾客时，要主动与顾客打招呼。根据顾客需求，灵活运用基本服务用语。针对顾客年龄、性别或需求，采用不同的话语打招呼，而不是千篇一律地与顾客说："你需要买什么？"具体招呼顾客的基本服务用语包括以下几类。

1. 顾客主动提出需要帮助时

（1）标准用语　"您好！请问有什么可以帮到您？"

（2）服务要领　立即放下手头工作，主动走近顾客，礼貌询问，避免怠慢不理。

2. 顾客不需要协助时

（1）标准用语　"您请慢慢看，需要时请随时叫我。"

（2）服务要领　面带微笑、目光友善，避免语气生硬。

3. 顾客指明需要某种药品时

（1）标准用语　"您需要××药是吗？""好的，请稍等！我这就拿给您。每天服用N次，每次服用M粒，另外还要注意……"

（2）服务要领　立即替顾客拿取药品，禁止说"在那边，自己找！"

4. 顾客所需药品缺货时

（1）标准用语　"××，很抱歉，您需要的××药现在只有2瓶，如果可以的话，您先买2瓶，其余将在周三到货。"如果顾客急需，"我立即帮您组织调货，大约需要20分钟，请您稍等或帮您送货上门。"如确实无货，应主动介绍其他同类产品，"××，很抱歉，这种药品暂时缺货，这里有跟它同样功效的另一种药品，我给您介绍一下，好吗?"

（2）服务要领　态度诚恳，如果顾客坚持购买指定的药品，方便的话应留下顾客姓名、联系方式和药品名称，一有货立即通知顾客。严禁说"不知道""没有货了""卖完了""没有这种药品"。

5. 顾客手持大量药品时

（1）标准用语　"××，我帮您拿个购物篮装上。"

（2）服务要领　主动递上购物篮，或者在允许的情况下帮助顾客将货物拿到收银台。

6. 不能准确回答顾客疑问时

（1）标准用语　"这个问题，请我们的药师给您解答好吗? ××，请您到这边来。这位是我们的刘药师。刘药师，这位先生胃痛，请您帮助下。"

（2）服务要领　引领顾客到药师咨询处。介绍药师给顾客，简要地向药师介绍顾客情况。避免直接说"我不懂"或向顾客乱解释。

（二）顾客需求询问

需求是一切购买行为产生的根源。销售人员在药品推销时要积极聆听顾客购买需求，做好询问沟通，如需要购买什么药、需要哪方面的药、有什么症状、该症状平时都服用什么药，以及生活习惯等，了解得越清楚越好，信息越详细越好。只有充分了解顾客的需求，才能有的放矢，更好地把握顾客的购买行为。

（三）药品介绍用语

销售人员在介绍药品时，要求热情诚恳、实事求是，突出药品特点，抓住顾客心理。既要介绍药品优点，也要说出缺点，不能言过其实，欺骗顾客。药品介绍基本服务用语如下。

1. 拿药品给顾客看时　"您看，是这款药品吗?"

2. 推荐药品时　"这是品牌产品，药效可靠，价格也合理，一向很受欢迎"或"很多类似情况的顾客，都是买这种药，他们反映效果不错。"

3. 顾客迟疑时　"需要什么我帮您拿""您愿意的话，我可以帮您参谋一下""还有什么问题需要我帮您解答的吗?""这个品牌的药库存不多了，您要几盒，我看还有那么多吗""这款药品平时很少有活动，今天药店有活动，可以考虑一下"。

4. 顾客没有及时得到服务时　"对不起! 让您久等了!""请您稍等，我马上给您拿。"

5. 没有听清顾客的话时　"对不起，请您再说一遍好吗?"

6. 顾客需求一时得不到满足时　少用否定句，多用肯定回答。比如顾客问:"这个药品有大包装吗?"不能说:"没有!"应该说:"真抱歉，目前只有小包装，小包装使用起来会更方便，您不妨试一试?"

你知道吗

药店工作人员待客要点

1. 称呼得体　称呼有礼、得体。

2. 接待有声　来有迎声，问有答声，去有送声。

3. 用语礼貌　"您好""请""谢谢""对不起""再见"。

4. 热情三到　眼、口、意，即顾客到、微笑到、敬语到。

三、介绍商品礼仪

介绍商品，就是让顾客了解商品特性和价值，以促成购买，是门店销售的核心环节。主动、亲切、热情、诚恳是介绍商品的基本要求。药品销售人员在介绍药品的过程中要做到以下几点。

（1）态度诚恳、实事求是，客观公正。实事求是推介药品的基本原则。药品不仅有优点，也有缺点，药店营业员既要对顾客说明事实，也要讲求推销技巧。同时，对于自己权限范围以外或不太清楚的事情，不得对顾客随意承诺。

（2）落落大方、主动热情。与顾客交谈时要面带微笑并进行目光交流，切忌斜视或目光游移；与顾客沟通的过程中，礼貌用语；为顾客拿取药品时，应双手递到客人手中，禁止单手递交，摔打商品。

（3）善于倾听顾客的意见，观察顾客的动作和表情来"揣摩顾客需要"，有针对性地向顾客进行药品介绍说明。在不失专业知识的前提下，用语尽量通俗易懂，这就要求营业员对于店里的药品有充分的了解。

（4）若同时接待多位顾客，应提高工作效率，周到服务，做到"接一、顾二、招呼三"，即在接待第一位顾客时，抽出空询问第二位顾客，并顺便向第三位顾客点头示意。

（5）为顾客进行专业、详细的药品介绍及最佳推荐，尽量满足顾客的合理要求。确实无法满足时应耐心解释，并致歉"非常抱歉，请您见谅"。

（6）介绍完毕后，如果客人没有购买药品，不得有不耐烦或不愉快的表情与情绪，应诚恳地对客人说"没关系，您再看看，需要时您再过来"。

四、销售沟通技巧 🄴微课

沟通是为了一个设定的目标，把信息、思想和情感在个人或群体间传递，并且达成共同协议的过程。药房工作人员应不断掌握沟通技巧，以赢得顾客的认同和信任。

（一）开启销售之门——接待顾客

当顾客进入药店时，销售人员应面带笑容，点头示意，以亲切开朗的语气，诚恳的态度，主动打招呼。引导顾客在店内多走动、多接触、多购买，如果顾客一进店我们就问"您好，请问需要什么？"，直接把顾客引到所需药品货架旁，会缩短顾客的行走路线和购买时间，减少顾客在店内多走动的机会，最终无法产生更多购买。因此，可以用"您好，里面请！"等招呼语，与顾客在5米以内时可以用这种方式打招呼；但是如果在5米以外，也可以向顾客点头示意一下，挥手招呼都可以。

（二）洞悉顾客的心——询问顾客

询问顾客需要，观察顾客行动。紧跟顾客，会让很多顾客产生厌烦和防御心理，甚至放弃购买，也会为后续的医药产品推销制造不利的开局气氛。因此，销售人员在与顾客招呼之后，可以一边理货一边观察顾客，既能与顾客保持合适的距离，又能在顾客需要时，第一时间出现在顾客面前。轻松自在的购物氛围会让顾客更加放松，延长顾客购物时间，提供更多销售机会，增加医药商品销售客单量。

在日常销售中，可以通过顾客行为判断其是否需要提供帮助。如顾客在一组货架前来回踱步时，很可能是在寻找医药产品；顾客在货架前把相关医药产品拿起来又放下，很可能是在对比医药产品；顾客在货架面前看了半天，然后忽然抬头张望，很可能需要找销售人员咨询一些问题，这时候销售人员可以走过去询问，"您好，需要帮忙吗？"然后帮助顾客找寻商品，提供选择建议，并为顾客讲解产品解答问题。

（三）打动顾客的心——产品导购

在顾客点名购买某种药品时，如果销售人员采取硬性拦截方式，直接向顾客推销主推产品，会让顾客产生反感和厌烦心理，直接影响顾客的满意度。销售人员应该先采用软性引导，引导顾客到医药产品陈列区域，然后通过对比陈列的医药产品，让顾客自己关注到推荐的药品，再通过产品介绍让顾客感受到这些医药产品具有同样功效，却因为价格或规格的差异更加实惠，因此对主推产品产生兴趣，店员再引导顾客做出购买决定。

（四）临门一脚——促成交易

在药品推介中可以适时采用一些技巧，有助于促成交易，达到提高销售的目的，可以采用以下几种沟通技巧。

1. 鼓励法 较常用的一种方法，当面对缺乏医药常识、治疗意愿低的顾客或家属时，鼓励积极治疗，促使准顾客下决心购买。

2. 从众成交法 "您看一直用这药的顾客很多，这些都是顾客购买的凭据，我也帮您拿几瓶吧！"

3. 选择成交法 "您是要一盒还是一个疗程呢？"

4. 行动法 让犹豫不决的顾客下决心，马上行动购买的方法。只要确认已到了促成的时候，就可以借助一些动作来协助促成，如开票或打包药品等。

5. 机会难得法 告诉顾客这次优惠机会难得，下一次就没有了。对于犹豫不决、三心二意的顾客，这种方式相当有效。提醒顾客将钱用在养生健康方面，这种"促成语"对于顾客虽然早已习惯，但还是会产生一定效果。

6. 连带销售法　不放弃任何一个销售的机会，在销售某药品时，附加推销其他药品。要深入了解顾客，增加销售机会。一般方法是在讲解药品知识时，注意与顾客进行交流，发现顾客健康方面的其他问题。借此发现新的购买动机并形成再次购买。比如，感冒时可用复方感冒药加上增强抵抗力的维生素与矿物质类药物，如维生素 C、抗病毒口服液、艾条等。

（五）售后关怀——用药指导及健康关怀

医药营销不仅仅是把医药产品卖给顾客就结束了，售后跟踪服务非常重要，是顾客持续购买和介绍新顾客的理由。很多店员在为顾客提供了产品之后，常会忽略用药指导的环节而直接进行连带销售，这会让顾客觉得过于功利，成功的概率会比较低。正确的方式应该是在为顾客导购过某一药品之后，进行详细的用药指导，告诉顾客用法用量及注意事项，如服用头孢类药物期间禁止饮酒，服用温中散寒的中药，不宜吃生冷食物等。再为顾客提供一些简单的生活建议及健康嘱托，如饮食、运动、睡眠、心理等方面的宜忌；常规用语如清淡饮食多喝水，注意休息少熬夜。顾客会因为店员的这种专业表现而产生信任，在这种状态下再通过问话，发现顾客的其他需求以展开连带销售。

五、处理异议技巧

（一）顾客异议的含义

顾客异议，也称为销售壁垒，是指顾客对待促销产品、销售人员、销售方式和交易条件有疑虑、顾忌或怨气，从而提出负面或反对意见。推销过程中顾客提出异议是经常出现的现象。常言道"褒贬是买主。"销售人员要用积极的态度对待顾客异议，必须耐心听取顾客的反对意见，理解顾客的心声，设身处地地为顾客着想，并及时回应顾客的反对意见。顾客异议是企业获取信息的重要来源之一，有利于企业提高交易的成功率，提升销量。

如果顾客提出异议，销售人员就要采取深入沟通的措施，针对顾客提出的异议进行介绍与解释，弄清顾客的真实需求，打消顾客的顾虑。只要顾客没有提出拒绝性异议和明显的托词，就表明对产品已经产生兴趣。因此，销售人员应充分尊重顾客异议，耐心听取顾客提出的意见。

你知道吗

顾客异议是把"双刃剑"

对于销售而言，可怕的不是顾客提出异议，而是顾客不提任何异议。什么意见都不提的顾客通常是最麻烦的顾客。因为顾客的异议体现在两个方面：它不仅是交易的障碍，而且是交易可能成功的信号。所谓"表扬和批评是买主，沉默是闲人"，这是事实。有异议表示顾客对产品感兴趣，但想进一步了解，以打消顾虑。通过对顾客异议的分析，推销员可以了解对方的心理，并知道是什么阻碍了顾客购买的意愿，从而可以有的放矢，针对性地给予顾客解答，帮其消除疑虑。对顾客异议的满意答复将有助于促成交易。

（二）顾客异议的类型

顾客异议按异议内容可分为以下几类。

1. 价格异议 常见的异议之一，指的是顾客认为产品的价格过高或价格与自己的心理预期差别较大时提出的异议。在销售工作中，顾客经常会提出"此产品的价格过高""我们不能接受此价格""其他产品比您的产品便宜"等异议。价格异议通常包括折扣异议、价值异议、回扣异议、付款方式异议和支付能力异议。如果顾客对价格提出异议，主要原因是想获得价格折让或者是拒绝购买的托词。

2. 需求异议 顾客认为不需要销售人员推销的医药产品而产生的异议。常见的需求异议表现为"我不需要这个药品""已有同类医药产品""这药对我的症状没有效果"等。顾客需求分为现实需求和潜在需求。现实需求是顾客已经认识到并表现出来的需求；潜在需求是顾客由于缺乏相关医药知识，还没认识到的需求。当顾客提出需求异议时，销售人员的重要工作就是对顾客的异议通过进一步问询，充分了解情况后区别对待，唤起顾客的潜在需求。如果顾客对医药产品的功效与特点缺乏充分、深入的了解，销售人员应详细介绍医药产品及相关专业知识，以帮助顾客了解医药产品并促进销售。比如对于咳嗽咳痰的顾客，除了购买止咳化痰类药物，还可以服用些中成药以减轻症状，如止咳梨浆、益肺止咳胶囊等。

3. 产品异议 顾客对药品质量、功效、特点、规格、性价比和包装等提出的不同看法或意见。这是一种常见的顾客异议，它表明顾客已经了解自己的需要，但却担心药品能否满足自己的需要。产品异议产生的原因很多，可能是药品本身存在瑕疵，也可能是顾客对药品缺乏了解，与顾客的知识结构、判断能力、个人喜好、购买习惯、社会阅历等有关，并且与企业的广告也有一定的关系。销售人员必须充分了解药品特点和顾客的需求，使用恰当的方法进行比较和解释。例如，一位顾客提出给孩子一直吃的钙片没有什么用，这时销售人员应耐心解释："您说得对，很多小孩服用钙片后效果并不明显，但是按照说明书的用法用量服用，长远效果还是比较明显的。"阐明购买此医药产品对疾病的缓解或对健康的好处，以消除顾客的异议。

4. 服务异议 顾客对医药产品推销中承诺的售前、售中和售后服务产生的异议，例如对服务方法、服务范围、服务期限、服务扩展和服务实现的保证措施提出的意见。服务是产品的附加部分，顾客最终是否购买推销产品很大程度上取决于销售人员能够提供什么服务及服务的质量和水平。对于顾客提出的服务异议，销售人员应真诚地接受并耐心解释，以赢得顾客的信任，充分展示企业的良好信誉。药店销售人员不仅要做好售前、售中服务，还要注重售后服务，比如顾客购买药品后，要叮嘱其服药注意事项、生活禁忌、联合用药禁忌以及做好健康嘱托；对于老年顾客可以提醒经常来药房测血压等。

5. 财力异议 顾客认为自己无力负担购买药品所需的付款，也称为付款能力异议。

此类异议有真有假。一般而言，顾客不愿意让销售人员知道他们的购买能力有限。就这方面的虚假异议而言，真正原因可能是顾客已经决定购买其他同类可替代产品，或者可能是顾客没有意识到产品对于自身的价值和意义。针对这种情况，销售人员应采取积极的措施，加强同顾客的沟通，向其释明所推销产品相较于其他同类产品的独特、优异之处，以及所能满足顾客最大需求的价值点。如果顾客确实无法购买产品，那么对销售人员而言最好的解决方案是中止对其销售。

6. 货源异议　顾客对推销药品的产地、生产厂家、品牌等提出的异议。该类异议，表示顾客有诚意购买该药品，但对眼前的推销员及其所代表的企业不够信任，担心真实的货源与销售员所述或产品标识不符。销售人员应实事求是，以诚信为本，不得对顾客有欺诈行为。一些顾客会利用货源异议与销售人员讨价还价，甚至以此阻挡销售人员的销售攻势。因此，销售人员应仔细分析产生异议的真正原因，并使用适当的方法来处理此类异议。

7. 权力异议　顾客以自己没有权力做出购买决定为由提出的异议。从性质上来看，真实的权力异议是造成直接交易的主要障碍，这表明销售人员在初步审查顾客购买资格期间出现了偏差，应及时予以纠正并尽力接近真正有购买决策权的销售目标。而虚假的权力异议，实为顾客拒绝推销产品的推辞，应采用合话的转换技巧来解决问题。

8. 购买时间异议　顾客故意延迟购买的异议。提出这种异议的情况有两种：①时间确实不妥；②延迟或拒绝购买的借口。

9. 企业异议　企业的知名度和美誉度不高，或者企业规模不大、地址偏远、售后服务跟不上，使得顾客对企业提出质疑和不信任。如果顾客只是不了解销售人员所属的企业，则应加强对企业及其销售的宣传和介绍，可拿之前已经成功销售、顾客满意的案例向顾客展示企业产品的质量及企业信誉，让顾客了解企业当下的真实情况。如果顾客只是以此为借口而另有目的，则要先弄清楚其真实意图，并在此基础上给予可能的让步或优惠待遇。

10. 政策异议　顾客担心其购买行为是否符合相关政策规定的一种异议。提出政策异议的大多数顾客属于组织购买者。一般而言，政策异议是顾客发送给销售人员寻求帮助的信号，是顾客通过试探性咨询销售人员以找到对策的一种方式。可以看出，销售人员熟悉销售产品的相关购买政策非常重要，这样他们才能在实际的销售活动中有针对性地解决顾客的疑问，提出最佳购买方案。

（三）顾客异议产生的原因

日本一位推销专家说得好：从事销售活动的人可以说是与拒绝打交道的人，战胜拒绝的人，才是销售成功的人。顾客有异议表明对产品感兴趣，意味着有成交的希望。方方面面归纳起来，顾客产生异议主要有以下几个方面原因。

1. 顾客方面的原因

（1）顾客的自我保护　自我保护心理是在与陌生人打交道时所产生的警惕心理，表现为充满怀疑、不信任甚至抵触情绪。自我保护意识普遍存在于人的心理活动中，可以说是人的本能。当销售人员推销药品时顾客会心存戒备，往往会本能地拒绝，通过采取排斥的态度来保护自身利益。如果顾客对推销的医药产品知之甚少，就会提出各种疑问。因此，销售人员应以亲切诚恳的态度、得体的方式与顾客交流，消除陌生感，建立信任。然后努力挖掘顾客的需求，激发顾客的兴趣，通过详细、专业的药品介绍，消除顾客疑虑并完成交易。

（2）顾客对医药产品的认知有限　医药产品是关乎人们身体健康、生命安全的特殊商品。普通消费者往往缺乏医药产品相关的专业知识，这就容易引发异议。因此，销售人员应以多种有效的方式充分地向顾客介绍医药产品的成分、功效、疗效、副作用等信息，使顾客全面深入了解医药产品，从而有效消除其异议。

（3）顾客拥有稳定的购买渠道　当今市场，实体药店数量颇多，竞争激烈。顾客往往有稳定的购买渠道，如习惯在离家近的药店购买药品；也有顾客通过电商平台购买医药产品。因此，需要药房及营销人员做好服务，突出自身优势以吸引顾客。

2. 医药产品方面的原因　由于医药产品本身存在问题，而导致顾客提出异议的原因有很多，可以将其大致概括为以下几个方面。

（1）医药产品的质量　对于消费者来说，医药产品的质量问题主要包括：①过期药品；②药品受潮、霉变、褪色或虫蛀，如冲剂类、中药饮片类；③软胶囊类药物有黏结、变形或破裂现象；④口服液等药品有破裂、变质等现象。

如果顾客对上述其中一项有疑问或不满意，他们都将提出异议。当然，有些异议的确是由于产品自身的质量引起的，而另一些异议可能是顾客对产品质量存在误解或偏见，甚至是想获得优惠的借口。因此，销售人员必须通过耐心的聆听、细致的询问，以发现顾客内心真实的想法或需求，找出提出异议的原因，从而有的放矢地消除异议。

（2）医药产品的价格　顾客对价格有异议的主要原因，包括顾客主观上认为产品的价格过高而不值得购买，希望通过价格异议实现其他目的，或顾客购买力不足等。为了解决价格异议，销售人员必须加强学习，掌握丰富的产品知识、市场知识和一些销售技巧，如对比分析法、价值分析法等，掌握产品的卖点宣传技巧。

（3）医药产品的品牌和包装　品牌是产品的质量、服务和信誉的保证。在市场上，不同医药产品品牌，具有不同的价格和声誉。一般来说，为了规避风险，顾客更倾向选择熟悉的医药品牌或知名品牌医药产品。

商品包装是商品的重要组成部分，它具有保护和美化商品，促进消费者识别以及促进产品销售的功能。通常，顾客喜欢购买带有精美、大方、清新、环保等特征包装的产品。如果顾客对药品包装产生异议，往往是出于以下原因：①对药品包装的材料不满意；②药品包装外观不美观整洁；③药品包装不能满足顾客需要（如买来送人）。

因此，结合以上可以看出，无论是品牌还是包装，都是商品的有机组成部分。如果顾客对这些不满意，很有可能导致不愿购买产品。因此，企业还应注意产品品牌和产品包装。

3. 营销服务方面的原因　商品销售服务包括售前、售中和售后服务。在激烈的市场竞争中，顾客对销售服务的要求越来越高。销售服务的质量和水平直接影响顾客的购买行为。在实际销售过程中，顾客对药品服务产生的异议主要出于以下原因。

（1）药店营业员态度散漫、言行举止没做到礼貌得体。

（2）介绍药品时没有把药品的用法用量、注意事项讲解清楚。

（3）收银员业务不熟，没有唱收唱付，收款错误。

（4）中药调配人员操作不当。

（5）售后服务不到位，没有进行用药指导和健康叮嘱，没有以礼相送，顾客要求退换药品时处理不得当。

（6）无法提供顾客满意的个性化服务，顾客需求不同，并且有性别、年龄、文化背景等差异，如老年人视力、听力减退，向他们介绍药品时语速要满。还要注意保护顾客隐私。

因此，为了减少顾客对于产品服务方面的异议，销售人员应尽最大努力为顾客提供一流、全面、真诚的服务，来赢得顾客的持久信赖和良好口碑。

4. 销售人员方面的原因　销售人员是药店的形象代言人，顾客对销售人员提出异议主要是由于几方面的原因。

（1）礼仪素质　不注重自己的仪容仪表、言行举止不当、有失礼貌。

（2）知识素质　销售人员对所推销产品了解不全、不深，专业知识欠缺。

（3）心理素质　缺乏信心、容易冲动，不善于控制自身情绪。

（4）沟通素质　销售人员的语言表达能力、应变能力和人际交往能力有待提高，不擅长谈判技巧。

（5）身体素质　销售人员精神不振、身体不健康。

销售人员的能力和素质与销售成功直接相关，因此，销售人员必须增强自身综合素质，提高自身修养和业务能力水平。

5. 企业方面的原因　在销售谈判中，顾客的异议也有来自企业的原因。如企业知名度太低，顾客没有印象，缺乏基础的了解和信任；企业管理水平低下，产品质量有瑕疵，承诺不予兑现等，都将影响企业的声誉和口碑，进而影响顾客的购买行为。

（四）顾客异议的处理原则

在推销过程中，顾客异议的产生是不可避免的。销售人员想要获得成功，必须正确对待和处理顾客异议，树立以顾客为中心的营销理念。处理异议时应遵循以下原则。

1. 尊重顾客原则　根据马斯洛的需求层次理论，人们在社会交往中，都需要得到他人的尊敬和认可。因此，顾客提出异议时，无论异议是无理的还是基于事实的，销售人员都应尊重和理解，以诚恳的态度，心平气和地与顾客沟通，比如顾客在说话时不能打断或立即反驳。这样既能体现销售人员的职业素养，又能让顾客感受到销售人员真诚与负责的态度，有利于消除异议。

2. 抓住重点原则　顾客有时会因表达不清或无知而提一些无关紧要的异议，销售人员需要认真倾听，了解顾客的真实想法，抓住问题的关键，认真分析，去粗取精，去伪存真，有针对性地处理异议，开展推销活动。

3. 避免争论原则　销售人员应提高自身修养，善于控制自己的情绪，在推销过程中应避免与顾客发生争辩，甚至是争吵。面对顾客异议，应保持平和冷静，注意说话方式，换位思考，为顾客留有余地，从而促成交易。

4. 选择适当时机原则　优秀的销售人员对客户的异议不仅能给予一个比较圆满的答复，而且能选择恰当的时机进行答复。可以说，懂得在何时回答客户异议的销售人员会取得更大的成绩，销售人员选择处理顾客异议的时机有以下四种。

（1）在顾客尚未提出异议时　顾客异议有一定的规律性，防患于未然，将异议消除在萌芽之中是处理异议的最好方法。通过观察，觉察到顾客的表情、动作、措辞和声调有所变化想要提出异议时，销售人员要在顾客提出异议之前先发制人，抢先解答。

（2）在顾客提出异议后　销售人员在顾客提出异议后立即回答，马上处理顾客异议。这样，能消除顾客的不满，表示对客户的尊重和对异议的重视。

但需要注意的是，对问题把握不准时应向同事求助，不可乱解答。

（3）延迟处理　销售人员不立即回答顾客异议，而故意拖延一段时间再进行处理。以下异议需要销售人员延迟处理：销售人员水平有限，不宜为客户马上解答；因证据、信息和资料不足，不能有效回答；销售人员无权回答；顾客同意延迟处理的异议。

（4）不回答　推销专家认为80%的顾客异议可以不回答。比如无关、无效的异议，容易造成争论的异议，明知故问的发难等。销售人员可以采取以下处理技巧：一笑置之、转移话题、巧妙解答等。这样可以避免与顾客发生争执，维护良好的推销氛围。

（五）顾客异议的处理方法

常见的处理顾客异议的方法主要有以下几种。

1. 直接否定法　适用条件：顾客对产品有误解。

销售人员可以直接告诉顾客他们对医药产品存在误解。当然，要注意说话方式，不要伤害顾客自尊。这种方法既有效又适当。比如，如果顾客怀疑药品是假货，那么最好的方法就是要提供足够的证据证明它的真实性。在进行解释时，最好仅提供客观事实、证据，尽量减少评论，以减少发生冲突的可能性。对于这类异议，营销人员应提供完善的售后服务，通过各种途径提供企业和药品的信息，使顾客相信自己的购买决定是正确的。

2. 间接否定法　适用条件：顾客对产品有主观偏见。

销售人员并不直接指出顾客的错误，而是通过间接方式否定顾客的异议并纠正异议。首先对顾客表示同情、理解，然后用转折词摆事实讲道理否定顾客异议，表达形式通常是"是的……但是……""正确……不过……"等。这种语调较为委婉，易于被顾客接受，并可以缓解顾客的对抗心理。如"您说得对。我们的产品确实比其他产品贵，但您得到的是货真价实。我们真正希望看到的是物超所值，您说呢？"

3. 弥补分析法　适用条件：顾客难以达到心理平衡。

任何药品都有优点和缺点。顾客对药品缺点提出异议且有事实依据时，首先要肯定顾客的意见,然后可以用药品优点加以弥补,使顾客理性认识并达到心理上的平衡,从而增强购买信心。以科学为依据,通过利弊考量,利大于弊是弥补分析法的实践基础。

4. 从众处理法　适用条件:顾客犹豫不决。

人们往往都有从众心理,当顾客购买药品由于犹豫不决而提出异议时,销售人员可以通过其他人对使用该产品的满意度来说服顾客。这种处理异议的方法特别适合焦虑和担心的顾客。

5. 异议转化法　适用条件:顾客提出的真实、有效的异议。

异议可以转化为积极因素。在这种方法中,销售人员接受顾客的异议并将其转变成购买的理由。前提是要找到合适的转化异议的条件或因素,运用得好,将轻松消除异议,顾客很难就异议再进行下去。比如顾客觉得药品太贵,销售人员可以说:"我们的药品货真质好才贵,同类价格低的药品质量得不到保证,所以因为贵,您买得才放心。"

总之,在处理顾客异议时,要具体问题具体分析,采取灵活多样的方法,有效消除顾客异议从而促成交易。

六、促成交易技巧

促成交易是推销过程中最重要、最关键的阶段,是整个推销阶段的最终目标,其他推销阶段只是达成推销目的的手段。

(一)促成交易的含义

促成交易是指顾客同意并接受推销人员的建议,购买推销品的行为过程。具体表现为签订供销合同、现货现款交易等。具体来说,促成交易的含义可从以下方面理解。

(1)促成交易是推销人员发挥主观能动性说服顾客,促使其发生购买行为的过程。一个成功的推销人员必须把顾客的注意力吸引到推销品上,使顾客对推销品产生兴趣,这样顾客的购买欲望才会随之产生,而后促使顾客采取行动。

(2)促成交易是顾客接受推销建议的渐进过程。推销成交离不开信息沟通。一方面推销人员要接收顾客发出的信息,了解顾客购买心理;另一方面要向顾客传递信息,通过多种渠道和方法,如广告、建议、劝说、演示等,让顾客了解自己的企业和推销的产品。这一过程不可能一次完成,推销人员和顾客要经过多次反复的信息沟通,才能实现推销成交的目的。

(二)促成交易的基本策略

促成交易是推销工作的根本目标。在推销工作的这个阶段,推销人员不仅要继续接近和说服顾客,而且要帮助顾客做出最后的购买决定,促成交易。

1. 识别顾客购买信号,把握最佳成交时机　购买信号是指顾客在语言、表情、行为等方面所流露出来的购买意向。最佳成交时机是指个顾客购买欲望最强、最渴望占有商品的时候，也就是销售条件成熟的时候。对于推销人员而言，必须善于观察顾客的言行，捕捉各种购买信号，及时促成交易。

（1）表情信号　从顾客的面部表情和体态中所表现出来的一种成交信号，如在洽谈中面带微笑、下意识地点头表示同意推销人员的意见、对产品不足表现出包容和理解的神情、对推销的产品表示兴趣和关注等。推销人员要具备一定的直觉判断能力与职业敏感性，根据顾客的表情信号把握成交时机。

（2）语言信号　顾客的语言可能是表示成交意向最直接的信号。以下都属于成交的语言信号：①对药品给予一定的肯定或称赞；②征求别人的意见或者看法；③询问交易方式、有无促销或促销的截止期限等；④详细了解医药产品的具体情况，包括医药产品的功效、用药方法、价格等；⑤关心商品的售后服务，对医药产品疗效、是否有副作用等提出质疑，如是否能去疤、无效能否退款一类的问题。

（3）行为信号　顾客经常会有意无意地从动作行为上透露出一些对成交比较有价值的信息，出现以下信号时，推销人员要立即抓住时机，勇收、果断地去试探，引导顾客签单：①当顾客仔细看说明资料，特别关心药品成分、功效、禁忌，甚至连商品的包装有无瑕疵都特别在意时，说明顾客对药品很感兴趣，这时要多向顾客介绍药品的特点；②当顾客边看药品边点头时，一般表示对商品比较满意，这时如果店员能见机行事，把商品最突出的卖点告诉顾客，成交的可能性就会很大；③顾客突然沉默不再发问，眼神和表情变得严肃，或表示好感，面带笑容；④顾客突然对推销人员热情起来。

2. 有所保留，适时促成交易　顾客从产生兴趣到做出购买决定，是需要经过一定过程的。推销人员在推销时应该步步为营，留有撒手锏。到成交阶段，顾客还在犹豫，推销人员如能再提示某个推销要点或优惠条件，就能促使顾客下定最后的购买决心。为了最后促成交易，推销人员应该讲究策略，注意提示的时机和效果，留有一定的成交余地。

3. 见机行事，请求成交　当推介药品后，顾客未提出异议或异议已经消除，或已有意购买，只是拖延时间，不愿先开口时，为了增强其购买信心，可以巧妙地运用请求成交法，达到促成交易的目的，如"先生，这种药品药效很好，库存已不多，趁早买吧"。运用请求成交法时要注意既

请你想一想
请结合日常观察或自身经验，想一想在推销时有哪些技巧和方法，有助于促成交易，让顾客愉快地决定购买产品？

不强求也不能乞求，推销人员应坦诚从容，见机行事。

4. 说服成交，利益展示　在推销时，我们充分了解顾客需求之后要想顾客之所想，急顾客之所急。顾客关注点是产品会给他带来什么利益，因此我们要从专业的角度出发，在实事求是的基础上，重点告诉顾客这个医药产品对他恢复健康很有帮助。让顾客权衡利弊，主动购买。

总之，药店销售人员掌握多种成交技巧有助于促成交易。同时，还应认识到即使是最优秀的推销人员，也不可能使每一次推销都能达成交易。因此，应保持积极的心态，坦然对待失败，做到不气馁，充满自信的迎接每一位顾客。

（三）药品推销的常用方法

药品推销就是向顾客介绍药品知识，或对顾客所提出的有关药品的功效、特点、使用、保管等方面问题进行解答，并促成药品成交。这是药品销售人员促进销售，指导消费的一种手段。对于药品推介，促成交易的技巧我们在之前讲到顾客沟通技巧时已有所提及。药品销售人员在药品推销时，除了要运用灵活的销售技巧外，还应拥有扎实的专业知识，并充分地了解顾客的需求，才能有针对性地进行药品推介，避免盲目性。药品销售人员要做到"一懂、四会、八知道"，即懂得药品流转各个环节的业务工作，对所经营的药品会分类、会使用、会配伍、会推荐，知道药品的产地、价格、质量、性能、特点、用途、用法和保管方法。药品销售人员只有在十分熟悉自己所经营药品的情况下，才能得心应手地做好药品销售工作，引起顾客的兴趣并使其购买。

医药市场的消费者主要有三大类：生病用药、预防用药、保健养生。介绍药品要根据顾客需求，严格遵守医药职业道德规范，维护消费者利益，实事求是，不夸大药品的优点，也不隐瞒药品的缺点。不以次充好，不将积压滞销药品说成紧缺药品。尊重顾客的习惯、兴趣、爱好、有针对性地介绍药品，不盲目介绍或过分纠缠，给人强买强卖的感觉。语言要简明扼要，语调语气要体现出热情、诚恳和礼貌。药品销售人员要掌握得当的药品销售技巧和方法，可以边介绍、边展示，让顾客充分了解药品特点，促使下决心购买。

1. 一般药品的介绍

（1）侧重介绍药品的成分、功效　对有特殊效用的药品的介绍，应从其成分、结构讲起，再转到其效能。

（2）侧重介绍药品的质量特点　顾客对药品的质量往往都有很高的期望，因此要特别抓住构成药品质量的主要因素、药品质量的标准等，给予积极的介绍，让顾客更好地做出选购决定。

（3）侧重介绍名牌产品的特点　对享有盛誉的名牌产品，要侧重介绍它的产地和信誉。应主要介绍这些药品的产地、历史、质量工艺、信誉等，从而吸引顾客慕名购买。

（4）侧重介绍药品的作用特点　顾客购买药品的目的是防病治病、康复保健。因此，应抓住药品的作用特点，特别是顾客感兴趣的特点，向顾客进行介绍，有的放矢地推介。

2. 新上市药品的介绍　新上市的药品，顾客对其不了解，需药房工作人员积极推荐。介绍新药，宜着重介绍该药物类别、优点、药理特性、用途及使用方法。改进药品，或者仿制药品，宜着重介绍改进所在、价格优势等，同原来药品比较有哪些进步，突出其优点。

3. 进口药品的介绍　进口药品应有中文说明，药房工作人员介绍药品时应实事求是，着重介绍其商标品牌、作用特点、质量信誉、使用方法。应把不良反应、使用注意事项方面的情况讲清楚，切忌盲目夸赞，言过其实。

4. 代用药品的介绍　顾客需要某一药品而本店暂时没货时，药房工作人员要从顾客的实际出发，主动热情地向顾客介绍可代用的药品。但是，在介绍代用药品时，要注意与原定药品在规格、用途以及价格等方面相接近。

5. 滞销药品的介绍　滞销药品不等于失去了使用价值，由于顾客的消费水平不一，爱好各异，总有需要它的顾客。因此，药房工作人员要注意分析顾客的心理活动，有针对性地做好宣传介绍，有可能变滞销为适销。在介绍滞销商品时一定要实事求是，既要介绍其长处，又要指出其短处。

任务三　医药营销后礼仪与沟通技巧

PPT

一、产品包装与收银礼仪

（一）包装礼仪

药品包装在药品从生产领域转入流通和消费领域的过程中起着非常重要的作用。药品的包装分内包装和外包装：内包装系指直接与药品接触的包装（如安瓿、注射剂瓶、铝箔等），外包装系指内包装以外的包装。目前，药品在生产过程中的包装技术有了很大提高，使得销售过程中的包装操作相对简化。对于西药，通常装入塑料袋即可。中药饮片包装的形式多种多样，可以采用纸袋包装，也可以用纸包装，不论采用哪种方法，都要求包装整齐美观、包扎牢固。

药店工作人员在进行药品包装时要注意以下几点。

（1）包装药品之前，可以和顾客说"请您稍等一会，我来帮你装袋""请您清点一下，我来帮您包装"。当着顾客面，清点药品数量，检查药品包装是否完好，确认药品购买没有出错，让顾客放心的同时也减少纠纷。包装时要快捷利落，不要拖沓。

（2）包装要整齐美观、包扎牢固、携带方便。注意保护药品，要防止碰坏和串味，有玻璃瓶装药品，要告知顾客："东西易碎，请您小心拿好，注意不要碰撞。"

（3）药品包装好后，要用双手递给顾客，并说："这是您的药品，请拿好""您的药品，我已帮您包装好""已包装好，请您看一下"，避免让顾客自行包装。

（4）工作人员不得边聊天边包装，找退的钱不能放在药品上。

（二）收银礼仪

收银员收款时，应面带微笑，热情接待顾客，反应迅速。具体要做到以下几点。

（1）熟悉药品价格，防止错收和漏收。

（2）在收款中，做到快、准、稳，钱货当面点清，收款后为顾客提供收银小票，做到每笔"唱收唱付"，即收到货款后，要将金额大声说出来。

（3）将余额交给顾客时，要再确认一遍。可以说："请拿好收银小票和找零的钱。"

（4）接钱递物都要双手呈递。

（5）可以在收银过程中适时推荐相关联产品。

（6）礼貌用语，如"您好！请问您有会员卡吗？请问现金支付还是刷卡？请输入您的密码""谢谢！总共××元；收您××元；找您××元，请收好"。

二、送客礼仪

收银完毕后，顾客要离开时，工作人员应面带微笑，心怀感激，对顾客礼貌相送，切忌已付账，就对顾客不理不顾、视而不见、漫不经心，慢待顾客。

送客基本要求如下。

（1）面带微笑，双手将药品递给顾客，热情道谢，可以说"这是您的物品，请拿好""谢谢，请慢走"。注意忌说"欢迎下次光临"。

（2）提醒顾客带走随身携带的物品，如身份证、社保卡、雨伞、手套等。

（3）对于没有购买商品的顾客同样需要礼貌相送，不能不理不送。可以说"不合适没关系，请您到其他药店看看，需要的话再来"。

三、处理抱怨与投诉沟通技巧

（一）顾客抱怨与投诉产生的根源

面对顾客的抱怨与投诉，销售人员应该先从自身找原因，然后进行综合分析找出问题的根源，才能对症下药，改进管理和服务，恰当地帮助客户解决问题，树立良好的信誉和形象。通常，顾客的投诉意见主要表现在对医药产品、服务、购买环境等方面的不满。

1. 对医药商品的投诉

（1）价格过高　顾客往往会因为药品的定价比其他竞争药店高而向药房提出意见，要求改进。

（2）药品质量差　药品质量问题导致顾客投诉主要集中在以下几个方面：①次品，如药品买回去之后，顾客发现有瑕疵；②过保质期，顾客发现所购买的药品或是货架上的待售药品有超过有效日期的情况；③品质差，使用后发现药品疗效不如承诺的好；④包装破损。

（3）标示不符　药品包装标示不符通常包括以下几个方面：①标价不清；②药品上的价格标示与促销广告上所列示的价格不一致；③药品外包装上的说明不清楚，如进口药品上无中文说明等。

（4）药品缺货　有些药房因为药品售完而没有及时补货，从而造成药品缺货，致使顾客空手而归，造成顾客不便。

2. 对服务的投诉

（1）服务态度不佳　不尊敬顾客，缺乏礼貌；有不当言行，如对顾客表示不屑的眼神、不礼貌的手势。

（2）过度推销　过分夸大药品的好处，引诱顾客购买，或有意设立圈套让顾客中计，强迫顾客购买。

（3）缺乏耐心　对顾客的提问或要求表示烦躁，不情愿，不主动；对顾客爱答不理，独自忙自己的事情，言语冷淡；服务时一边玩手机一边与顾客说话等。

（4）专业知识不足　无法回答顾客的提问或者答非所问。

（5）服务不规范　顾客填写药房发出的顾客意见表未得到任何回应；顾客的投诉意见未能得到及时妥善的解决；营业时间短，缺少一些便民的免费服务。

3. 对药店环境的投诉

（1）店面卫生不佳，地面湿滑，导致顾客走路打滑，甚至摔倒受伤。

（2）药房货架、桌椅摆放不合理，导致顾客发生磕碰或刮擦。

（3）网上药店有虚假诈骗信息等，造成顾客不满而引起投诉。

（二）顾客抱怨与投诉的处理原则

1. 尊重理解，态度诚恳　对待顾客投诉最重要的是以尊重、理解的态度看待和处理。在了解顾客的需求后要换位思考，真心地为顾客着想，找到确切的解决办法，和顾客达成一致，补救失误并挽回顾客的信任。

2. 心平气和，以礼相待　用亲切和善的态度请顾客说明事情的原委，用心倾听，并根据相关规定，寻求解决方法。

3. 快速、及时处理　处理顾客投诉时切记不要拖延时间，更不能推卸责任。尽快向顾客说明情况，解决问题，给顾客圆满的答复。

4. 总结经验，避免再发生类似事件　将顾客投诉及处理方案进行详细记录，积累售后资料，为以后销售、培训、制度完善、投诉处理等提供参考依据。

你知道吗

处理顾客抱怨投诉时的基本服务用语

1. "多谢您提宝贵意见，我们以后会改进。"

2. "请您放心，我们一定会妥善解决好这件事。"

3. "由于我的疏忽，给您带来不便，非常抱歉。"

4. "我说话不当，使您不愉快，请原谅。"

5. "我们服务不周，请您原谅。"

6. "请您留下电话，我们将在周三前给您回复。"

7. "对不起，这是商品质量问题，我们马上为您退换，又让您多跑一趟真的很抱歉。"

（三）顾客抱怨与投诉的解决策略

1. 有效倾听，安抚情绪　在顾客诉说时，要耐心倾听，不要打断其说话或急于辩解，更不能指责顾客。这样容易引起顾客反感，无异于火上浇油，不利于解决问题。因此，工作人员应安抚顾客，避免事情扩大，影响药店声誉。

2. 表达歉意，合理补偿　对于顾客投诉，不论责任在谁，都要诚心地向顾客表示道歉，用最大努力为顾客解决问题。如果责任在药店方，应根据顾客受损失程度给予相应的赔偿。

3. 不要推卸责任　接到顾客投诉的时候，不管过错在谁，都要主动地承担责任。

4. 不发生争执　销售人员在面对愤怒的顾客时，要学会克制自己，不能与顾客发生争吵。想要战胜对方的这种做法是非常无礼的表现，在你赢得一场"战争"的同时，失去的可能不仅是一位顾客。

5. 不要过多的承诺　有时候营销人员看到顾客发火，就紧张得答应顾客无理的要求，以求顾客的怒火暂时平息。其实，这种行为会更麻烦，因为顾客原有的问题并未解决，又增加了新的解决不了的问题。当无法解决时，要向上级或有关部门请求帮助。

四、完善售后服务

售后服务是药房在激烈竞争中立于不败之地的重要一环。药店销售人员不仅要做好售前、售中服务，也要注重售后服务。售后服务理念的核心是把新顾客维护成老顾客，把老顾客维护成永久的顾客。良好的售后服务能够进行顾客维护和沟通，赢得顾客的信任和忠诚。

售后服务应注意以下几点。

（1）顾客结账后，可能还会有其他需要了解的信息，这时需要耐心讲解，不得有不耐烦、敷衍的情绪。

（2）顾客购买药品后，要叮嘱其服药的注意事项、生活禁忌、联合用药禁忌以及做好健康嘱托；顾客离开时要以礼相送。

（3）做好售后服务跟踪，展开O2O服务，采取线上与线下相结合的方式。线上可以运用药房公众号向顾客推送医药信息和健康指导；销售人员也可以利用软件平台，比如添加顾客微信、微博等，定期询问顾客的用药疗效情况，给以疾病预防、调理、康复等健康关怀和指导。线下可以提供便民服务，比如免费测量血压、专家坐诊等。

（4）对于会员顾客，可以建立顾客档案，定期对会员顾客进行回访、问候和提示。如在节假日给予问候，有新产品或者顾客需要的产品到货时给予通知。档案内容包含顾客的疾病史、用药习惯、生活情况等。了解得详细才能提供更加个性化、有针对性的售后关怀服务。

（5）完善售后服务制度，比如怎样处理顾客投诉、顾客要求退换货等问题。

能力训练一

（一）训练目的

1. 掌握药店销售基本服务用语。

2. 能够灵活运用销售沟通技巧，进行产品推销。

（二）训练内容

1. 模拟药店顾客接待，一名同学扮演顾客，一名同学扮演药店营业员。

2. 要求药店营业员能用恰当的招呼用语，与顾客打招呼。积极聆听顾客的需求和要求，并根据顾客需求为顾客介绍药品，促成交易。

（三）能力要求

1. 能够熟练运用招呼用语，并准确获取顾客需求信息。

2. 能够准确介绍药品，突出药品特点，抓住顾客心理，促成顾客购买成功。

能力训练二

（一）训练目的

1. 掌握顾客异议的类型、原因及处理原则。

2. 掌握顾客异议的正确处理方法。

（二）训练内容

模拟顾客在药店购买药品后，个人觉得药效不明显，要求退货。一名同学扮演顾客，据理力争要求退货。一名同学扮演药店营业员角色，能够正确处理顾客异议，不影响药店正常营业和避免损失。

（三）能力要求

1. 能够运用常用基本礼仪接待顾客，掌握顾客异议处理的原则与方法。

2. 能够准确分析出顾客异议的原因，并提出有效的解决策略。

能力训练三

（一）训练目的

1. 掌握促成交易的基本策略。

2. 掌握药品推销的常用方法。

（二）训练内容

"产品发布会"，每人选择一项药品，在班级范围寻找目标顾客，进行产品推销。

（三）能力要求

1. 能够运掌握药品的基本信息及目标消费者。
2. 能够结合药品信息、消费者需求，确定促成交易策略，达成交易。

目标检测

一、选择题

（一）单项选择题

1. 不属于"接一、顾二、三招呼"的是（　　）。

    A. 手头上接待第一位顾客　　　　　B. 口头上顾及第二位顾客

    C. 神情上欢迎第三位顾客　　　　　D. 不能嫌弃顾客反复挑选

2. 下列不属于接待顾客的技巧的是（　　）。

    A. 面带微笑，点头示意　　　　　B. 处方复核时，由顾客自行包装产品

    C. 给顾客自主选购的空间　　　　　D. 营业繁忙，有序接待

3. 当销售人员向顾客介绍药品时，询问顾客是否能理解，最合适的是（　　）。

    A. 你到底懂不懂　　　　　　　　　B. 你听懂了吗

    C. 你还没明白吗　　　　　　　　　D. 我说的您是否能理解

4. 当你的同事与顾客发生纠纷时，你来劝解，不恰当的说法是（　　）。

    A. 对不起，刚才我的同事态度不好，惹您生气了，今后我们加强教育

    B. 有事好商量，我们尽量为你解决

    C. 这是你的事，与我们无关

    D. 请您放心，我们一定解决好这件事情

5. "这种药有两种包装，你要经济包装还是礼品包装？"这种成交方法是（　　）。

    A. 请求成交法　　　　　　　　　　B. 选择成交法

    C. 假定成交法　　　　　　　　　　D. 保证成交法

6. 一个顾客提出："这个药品又涨价了，我们买不起。"营业员回答："您说得对，这类药品又涨价了；按现在的行情来看，原材料价格在不断上涨，因此价格还会再涨的，现在不买，将来岂不是更贵？"这种处理顾客异议的方法是（　　）。

    A. 询问处理法　　　　　　　　　　B. 直接否定法

    C. 异议转化法　　　　　　　　　　D. 补偿处理法

7. 关于促成交易的常用技巧，下列不正确的是（　　）。

    A. 机会难得法　　B. 鼓励法　　　　C. 威逼利诱法　　　　D. 行动法

8. 下列属于处理顾客投诉禁用语的是（　　）。

    A. "请问有什么可以帮到您。"

    B. "对不起，给您添麻烦了。"

　　C. "这是公司规定，我只是遵照执行。"

　　D. "请您留下电话，我们将在两天内给您回复。"

（二）多项选择题

1. 做好营业准备应做到（　　）。

　　A. 柜台的干净整洁

　　B. 药品的陈列摆放要主次分明、整齐美观

　　C. 检查药品价格标签、明码标价

　　D. 及时补充售缺药品

2. 做好告别服务应做到（　　）。

　　A. 当顾客离开时，要点头目送，礼貌告别

　　B. 提醒顾客带好随身物品

　　C. 临近下班时间，忙着收拾物品，让顾客自行离开

　　D. 良好的服务必须有始有终

3. 在处理顾客投诉时，应做到（　　）。

　　A. 保持心态平静、有效倾听、运用同情心

　　B. 表示歉意

　　C. 分析顾客投诉的原因

　　D. 反驳顾客，认为是顾客的过错

4. 影响药品质量因素包括（　　）。

　　A. 药品的化学性质　　　　　　B. 光线

　　C. 温度、湿度　　　　　　　　D. 时间

5. 患者用药咨询的内容包括（　　）。

　　A. 药品名称、价格　　　　　　B. 适应证

　　C. 药品的鉴定辨识　　　　　　D. 有无替代药品

二、思考题

处理顾客投诉时应注意哪些礼仪？

书网融合……

微课　　　　　　划重点　　　　　　自测题

参考答案

项目一

单项选择题

1. B 2. D 3. A 4. B 5. C 6. D 7. A 8. C 9. D 10. B

多项选择题

1. AC 2. ABCD 3. AB 4. AD 5. ABCD

项目二

单项选择题

1. C 2. C 3. D 4. A 5. D

多项选择题

1. ABC 2. BCD 3. ABCD 4. ABC 5. AB

项目三

单项选择题

1. C 2. D 3. B 4. A 5. C

多项选择题

1. ACD 2. ABC 3. BCD 4. ABCD 5. BC

项目四

单项选择题

1. C 2. C 3. B 4. C 5. B 6. D 7. B 8. A 9. D 10. B 11. A 12. C 13. B

多项选择题

1. ABC 2. ABCD 3. ABCD 4. ABD 5. ABC

项目五

单项选择题

1. C 2. A 3. B 4. C 5. D 6. B 7. A 8. B 9. C

多项选择题

1. AB 2. BCD 3. ACD 4. ABC 5. ABC

项目六

单项选择题

1. D 2. B 3. D 4. C 5. B 6. C 7. C 8. C

多项选择题

1. ABCD 2. ABD 3. ABC 4. ABCD 5. ABCD

参考文献

［1］张丽，位汶军．实用医药商务礼仪［M］．3 版．北京：中国医药科技出版社，2017.

［2］赵敏，王辉．商务礼仪［M］．2 版．北京：人民邮电出版社，2017.

［3］汤秀莲．商务礼仪［M］．2 版．北京：清华大学出版社，2018.

［4］闫秀荣，杨秀丽．现代社交礼仪［M］．3 版．北京：人民邮电出版社，2018.

［5］王玉苓．商务礼仪［M］．3 版．北京：人民邮电出版社，2018.

［6］孙金明，刘繁荣，王春凤．商务礼仪实务［M］．2 版．北京：人民邮电出版社，2016.

［7］魏想明．管理学［M］．武汉：湖北科学技术出版社，2014.

［8］张学娟．实用商务礼仪［M］．北京：人民邮电出版社，2015.

［9］王艳．商务礼仪与沟通［M］．北京：中国财经经济出版社，2012.

［10］崔晓莉，杜琼．职场沟通技巧与礼仪［M］．成都：电子科技大学出版社，2016.

［11］杨再春，董晓东．商务谈判与推销技巧［M］．2 版．北京：高等教育出版社，2018.

［12］王梅．药房工作实务［M］．北京：化学工业出版社，2019.